汉竹主编·健康爱家系列

零基础学艾灸

（第二版）

石晶明 编著

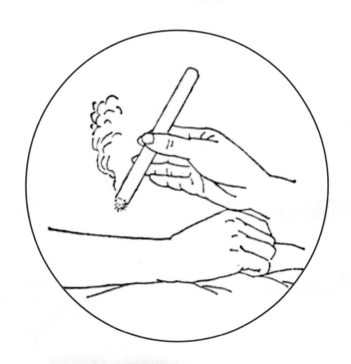

江苏凤凰科学技术出版社

全国百佳图书出版单位

·南京·

图书在版编目（CIP）数据

零基础学艾灸 / 石晶明编著 . — 2 版 . — 南京：江苏凤凰科学技术出版社，2021.08（2023.03重印）

（汉竹·健康爱家系列）

ISBN 978-7-5713-1541-2

Ⅰ. ①零… Ⅱ. ①石… Ⅲ. ①艾灸 – 基本知识 Ⅳ. ① R245.81

中国版本图书馆 CIP 数据核字（2020）第 224554 号

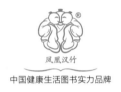

凤凰汉竹

中国健康生活图书实力品牌

零基础学艾灸（第二版）

编　　　著	石晶明
主　　　编	汉竹
责 任 编 辑	刘玉锋　黄翠香
特 邀 编 辑	陈岑
责 任 校 对	仲敏
责 任 监 制	刘文洋

出 版 发 行	江苏凤凰科学技术出版社
出版社地址	南京市湖南路 1 号 A 楼，邮编：210009
出版社网址	http://www.pspress.cn
印　　　刷	南京新世纪联盟印务有限公司

开　　　本	715 mm × 868 mm　1/12
印　　　张	20
字　　　数	400 000
版　　　次	2021 年 8 月第 2 版
印　　　次	2023 年 3 月第 2 次印刷

标 准 书 号	ISBN 978-7-5713-1541-2
定　　　价	49.80 元

图书如有印装质量问题，可向我社印务部调换。

自序

　　本书交稿时，已是2020年的5月，谁曾想到就在数月前己亥庚子交替之时，一场突如其来的瘟疫灾难——新冠肺炎，在片刻之间便降临世界。就在这一刹那，商场歇业、人员隔离、经济停顿、无数人心中惶惶，就连我苦心经营近20年的中医诊所，也不得不遵照政府的要求停诊数月，即便是病重急需者，也因担忧疫情波及闭门不出，只能在电脑、手机上，求医、问药、寻方，以解病症，此情此景可以说在我43年的行医史上从未遇见。1988年，上海甲肝大流行，短短3个月感染人数近30万，但因疫情只局限于上海一地，所以它与这场流行全球的大疫情相比，不可同日而语。

　　这场瘟疫来势凶险、令人恐惧，尤其是在2、3月份，湖北武汉的发病人数、死亡人数急剧增多，媒体上每天的新闻发布会信息，常令人们揪心不安。就在人类危难存亡之际，可喜的是悠悠中华数千年，杏林从业者皆以慈悲为怀，依岐黄之道，行仁心仁术，施恩泽于人；凡医中同道，不论中医、西医，都勇敢地奔向疫区、前赴后继、治病救人，此时此刻我虽身处上海，无法亲临疫情一线，却感同身受、敬佩无比。

　　数十年来，我诊务繁忙，难得有一空闲，而疫情期间因诊所歇业两月有余，除了时刻关心疫情之外，正巧有个好好学习、静下心来整理总结的时间。纵观历史，中华医学博大精深、源远流长，各种古籍文献浩如烟海，历代医界流派众多，各施妙计。但也有不少医技医术，因种种原因散落于民间，例如清代以来中医四大术中的"艾灸"，就常不为官府重视。近年来，随着国内"中医热""养生热"的兴起，尤以家庭艾灸养生保健治疗方兴未艾、倍受青睐。于是我顺应时代潮流，急民众所需，利用疫情时段诊务空闲，撰写本书以飨诸位，答谢众多中医粉丝之厚爱。

石晶明

2020.12

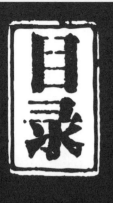

目录

第一章 把"艾"带回家

新手入门，从了解艾绒开始

"爱"灸人群关心的问题

第二章 艾灸基础知识

初学者先从艾条灸开始

艾灸过程讲究多

找穴越准, 效力越高

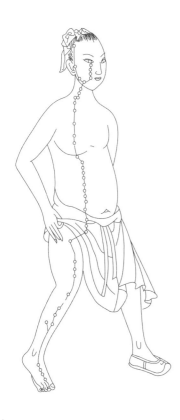

◀ "学医不知经络, 开口动手便错", 艾灸前, 先找准经络穴位, 方能事半功倍。

▼经常灸足三里穴，采取回旋灸，每次15~20分钟，可激发体内经气流动，延年益寿。

足三里穴

常灸十大穴位，手到病自除

第三章 一年四季巧用"艾"

艾灸有道，顺应四时不生病

"艾"保健，并非只用"灸"

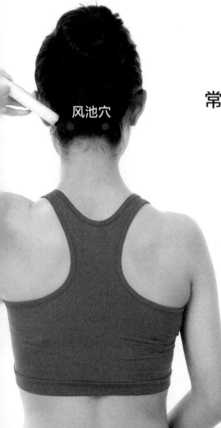

▼每天温和灸风池穴1次，每次10~15分钟，坚持10天即可改善颈椎僵硬、疼痛。

风池穴

第四章 艾灸祛寒扶阳病自消

灸护筋骨，快速止痛

常见小毛病，一根艾条就见效

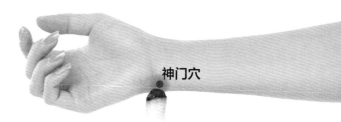

▶神门穴最善治心神不宁，每天艾灸1次，每穴灸15分钟，可宁心、安神、助眠。

神门穴

艾灸帮个忙，慢性病家中调

养生先养神，有神才有命

第五章 给全家人的"艾"

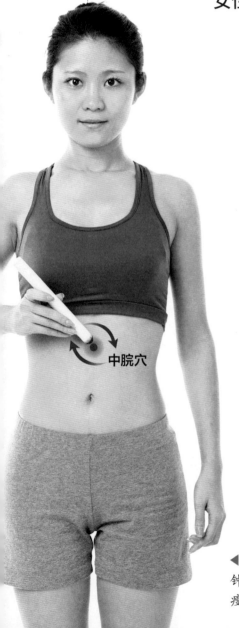

中脘穴

◀经常回旋灸中脘穴15~20分钟，不仅可解除疲劳，亦能美容瘦身。

女性艾灸，祛寒补气血

男性艾灸，补肾壮阳气

"艾"护孩子，增强体质不生病

▼温和灸大肠俞穴，每天1次，每次15分钟，可温中止泻，有效改善小儿腹泻。

大肠俞穴

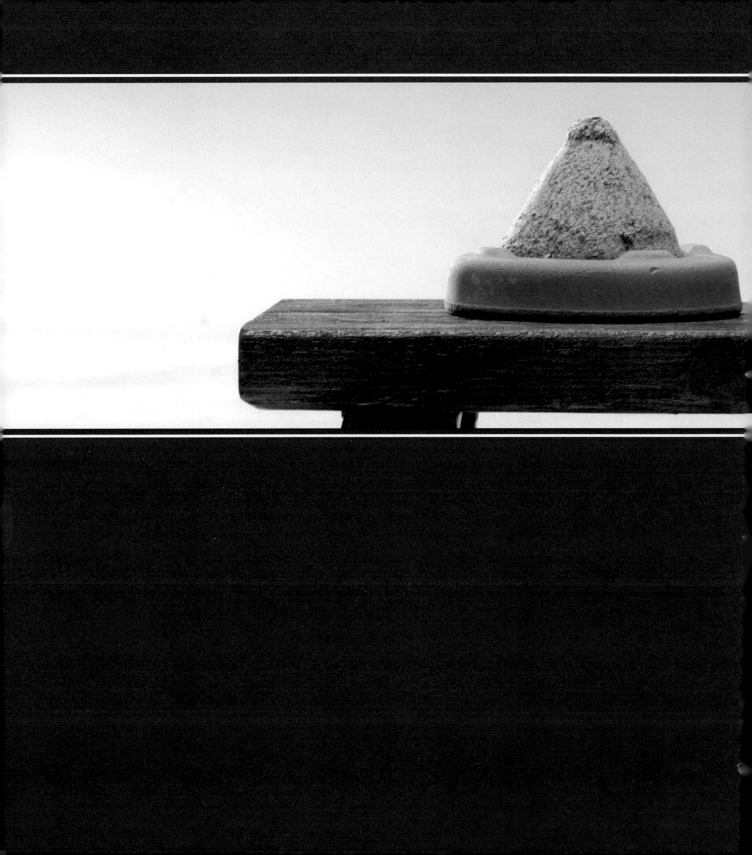

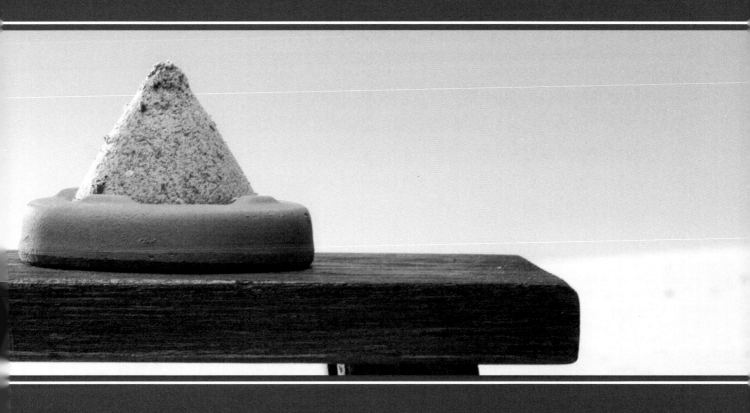

第 一 章
把 "艾" 带回家

"药（中药）、石（砭石）、针（针刺）、灸（艾灸）"被称为中医治病四术。艾灸因简单、方便、实用，既可治病又能保健，深受普通民众的欢迎。所以不少人在家中都备有一些艾条、艾炷、艾灸罐或温灸仪，以应不时之需。为了保证艾灸的治疗效果，最好先了解一下这门古老疗法的相关知识，特别是原料艾绒的相关知识。

新手入门，从了解艾绒开始

艾灸是用燃烧的艾绒在人体的穴位上熨、灼，使热量通过穴位进入经络，达到疏通经络、祛寒疗疾、养生保健的目的。因施灸中用的主要材料是艾绒，所以艾绒质量的优劣，将会直接影响到艾灸的治疗效果。这其中就包括了艾叶的品种、采集时间、存放时间、制作工艺等诸多方面。

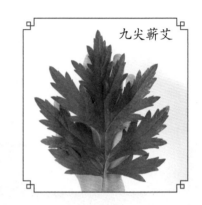

九尖蕲艾

🍃 蕲艾质量佳

艾灸中使用的艾绒，由艾草所制。艾草产于我国西北、东北、华北、华东、西南等地区，这其中尤以湖北蕲春产的艾草质量为佳，叶厚而绒多。据传，与产于其他地区的艾草相比，蕲艾具有一种奇异的香味，点燃其枝叶，能够驱逐蚊蝇、清除瘴气、杀菌消毒，"蕲艾"因此声名远扬、备受青睐。

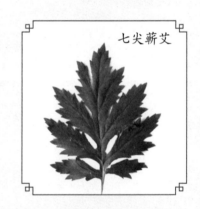

七尖蕲艾

我国著名医学家李时珍就出身于湖北蕲州（今蕲春）。他的父亲李言闻更是对蕲艾推崇有加，并专门为其立传，著有《蕲艾传》，流传至今。据《本草纲目》记载，蕲艾"灸百病。可作煎，止吐血下痢，下部䘌疮，妇人漏血，利阴气，生肌肉，辟风寒，使人有子。作煎勿令见风。捣汁服，止伤血，杀蛔虫。主衄血下血，脓血痢，水煮及丸散任用。止崩血，肠痔血，搨金疮，止腹痛，安胎。苦酒作煎，治癣甚良……"可谓功效显著。

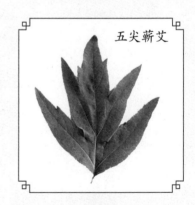

五尖蕲艾

🌿 三年陈艾效力好

　　只有经过特定的制作工艺，艾叶才能成为可燃烧的艾绒，新鲜的、刚采摘下来的、没有经过处理的艾叶，是不能用于艾灸的。艾叶的品种、采集时间、存放时间、制作工艺等诸多因素都会影响艾条的效力。例如，当年采的新艾与贮存的陈艾相比，灸火勇猛刚烈，皮肤有灼痛感；而陈艾灸火温而不燥、热力温和，能穿透皮肤、直达深部、经久不消、功效强劲。因而历代医家反复强调，施灸应选用陈年老艾。《孟子》中就说"七年之病求三年之艾"，李时珍更是明确指出"凡用艾叶，须用陈久者"。

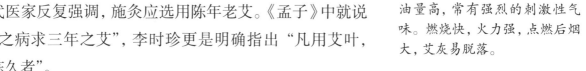

新艾：多呈青绿色，因艾叶含油量高，常有强烈的刺激性气味。燃烧快，火力强，点燃后烟大，艾灰易脱落。

🌿 冬季易买到上等艾

　　传统艾绒制作工艺非常讲究时令和细节，通常是在端午节前后，将采摘来的艾草充分晒干，再陈放三年以上，然后在大寒节气前后十天内，在低湿、干燥的环境中制作成艾绒。制作过程中捶打与过筛的次数越多，得到的艾绒就越纯净。也可将艾叶与一定比例的上等黄土，加水共同搅拌，搓成艾叶圆球，放于阴凉处自然风干，然后捣碎，再用细筛反复过筛数十次。所制之艾"柔烂如棉"，即为上等艾绒。因此，在冬季，尤其是严冬时节，可以买一些艾条储备。

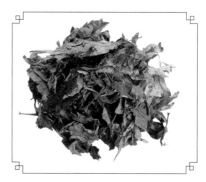

陈艾：常呈淡黄色，因其中的艾油大量挥发后含量较低，气味纯净温和。燃烧缓慢，火力温和，点燃后烟少，艾灰不易脱落。

🍂 陈年艾多为土黄色

陈年艾绒颜色多为土黄色，尤其是优质的陈艾绒，颜色呈土黄色或金黄色；仔细观察艾绒，内无枝梗、无粉尘、无霉变。若颜色很黄或发白，很有可能是硫黄熏制而成。如果艾绒颜色发黑、发青，其陈放时间大多较短。一般当年的生艾，艾绒多为青色或偏绿色。而艾绒颜色发黑或褐色，说明其中混有的杂质较多，或已发霉变质。

🍂 优质艾绒手感细腻柔软

在艾灸前，可先凭手感判断艾绒是否细腻柔软。质量好的艾绒，在制作过程中经过反复筛选，只含有少量杂质；而质量较差的艾绒，因加工过程中筛选次数少，会导致混入的灰尘、粗梗等杂质比较多。所以辨别时，可用手指搓一下艾绒，感受一下，好的艾绒像棉花一样细腻柔软，杂质少；而差的艾绒，一搓就会发现有细小的硬物。

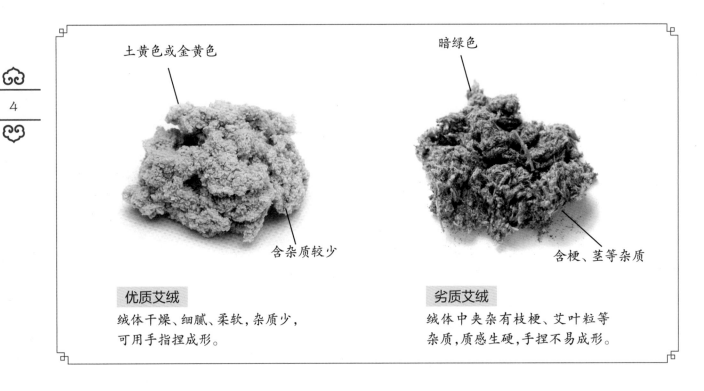

土黄色或金黄色

含杂质较少

暗绿色

含梗、茎等杂质

优质艾绒
绒体干燥、细腻、柔软，杂质少，可用手指捏成形。

劣质艾绒
绒体中夹杂有枝梗、艾叶粒等杂质，质感生硬，手捏不易成形。

🍁 购买之后：闻味、观烟、感受火力

优质艾绒燃烧后气味温和，无霉味，不刺鼻，并可散发出艾草的芳香。劣质艾绒燃烧后气味刺鼻、呛鼻，有霉味。若燃烧后的艾绒闻起来有青草味，多为当年制的生艾。

观察艾绒燃烧的烟雾。优质的艾绒，燃烧出来的艾烟大多呈淡白色，不浓烈，不刺鼻，烟雾由下而上缭绕；燃烧时间较长，且燃烧后的烟灰多呈灰白色，不易落灰。如果艾绒燃烧时间过长，则有可能是添加了棉花、黄土等物质。而劣质艾绒,燃烧时烟较大、发黑,且有响声,这是因为艾绒中含有杂质,燃烧时

会发出爆裂的声音；燃烧后灰烬形状常不规则，多呈黑黄色，较易落灰、掉渣，易烫伤人，中间的艾灰也不白，偏黑。

感受艾绒燃烧的火力。优质的艾绒燃烧后的火力温暖、柔和而不刚烈，弹掉艾灰，艾绒看上去是红透的样子。用手掌感受火力，在离火源2厘米处，即会有温热的感觉绵绵不断地渗入机体，顺着人体的经络向外传导感应。而劣质的艾绒燃烧后火苗灼热，易烧灼皮肤，皮肤易有刺痛感。

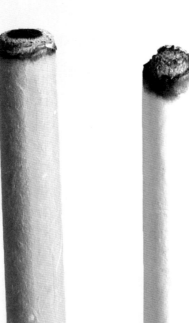

▶优质艾绒燃烧时烟雾淡白色，由下而上缭绕；燃烧后烟灰灰白色，不易落灰。

◀劣质艾绒燃烧时烟浓且大，气味刺鼻；燃烧后烟灰黑黄色，易落灰。

"爱"灸人群关心的问题

什么时段艾灸比较好？哪些人需要做艾灸？艾灸后上火怎么办？作为新手，一定会对这些问题困惑不解，阅读以下内容，能够避开一些误区，安全艾灸。

🍁 天天艾灸行吗？

对生病的人，需要根据所患疾病、体质，经过专业医生分析研究后，方可给出方案。例如，病情较为严重、身体十分虚弱者，与治疗要求又不相冲突，艾灸后身体没有出现不适，每天艾灸，甚至一天内灸1次或2次是完全可以的。

若是单纯的养生保健，可选择几个匡扶正气的穴位，如神阙穴、关元穴、气海穴、血海穴、足三里穴、三阴交穴等，每天灸30~40分钟，更是有利无弊。亦可每月灸3~5次，每次不受时间限制，长期坚持效果更好。

🍁 白天还是晚上艾灸好？

夜晚，自然界中阴气逐步转盛，阳气渐渐收敛归藏，人体开始进入"静卧养阴"时段，所以夜间养生保健当以"静守"为主。而艾灸的主要作用是生发人体的阳气。通过火热的刺激，达到温经散寒、消瘀散结、扶阳固脱、防病保健等目的，所以艾灸比较适合在白昼，以适应身体的"动发"模式。而晚间艾灸打开穴位，很容易导致寒气乘虚而入，尤其是阳虚体质的人，此时不仅不能达到"益气补阳"的作用，还可能加重身体的阳虚。

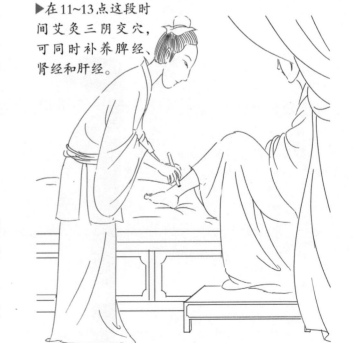

▶在11~13点这段时间艾灸三阴交穴，可同时补养脾经、肾经和肝经。

几点艾灸效果好？

一天中艾灸的最佳时间是午时（中午11~下午1点），此时人与自然界的阳气最为旺盛，用温热效应见长的艾灸效果最好。而卯时、辰时（上午5~9点）与酉时、戌时（下午5~9点），人与自然均处于阴阳之气交接之时，艾灸的效果会因环境气温偏低有所降低。

每次艾灸多长时间比较好？

灸者，久也。《医宗金鉴》中就说"凡灸诸病，必火足气到始能愈"，所以艾灸的效果与灸治时间的长短密切相关。灸治时间的长短不能拘泥固定，关键在辨证论治，灵活应用。第一次艾灸时，灸量相对要小，时间要短，应循序渐进，根据身体情况渐渐增量。

年龄	**身体部位**
若使用艾炷，每燃烧一个艾炷，称为1壮，每灸一次，少则3~5壮，多则数十壮、数百壮。通常来说，需要根据年龄选择壮数，如成年人每穴可灸7~9壮，青少年和儿童每穴灸3~5壮。	如果以身体部位来定，腰背部、四肢可多灸一些；头面部、胸部可少灸一些。病在浅表，灸量要小；病在深处，灸量要大。所取穴位皮肉浅薄者，宜以小灸量；皮肉厚实者，宜以大灸量。
病症缓急	**季节、地区**
急性病发作期间，每天可用艾条灸1或2次，每个穴位每次15~20分钟，病情缓解后即可停止。慢性病患者，前3天每天灸1次，以后可每间隔一两日再灸1次，连续灸1~3个月为一疗程，时间长者可达半年或一年以上。	灸疗壮数（时间）的选择还应考虑到气候和地理因素，如冬天或北方气候比较寒冷时，壮数、时间宜稍多或长些；而夏天或南方气候偏于温热时，壮数、时间可稍少或短些。

🍂 艾灸和推拿哪个先做？

在一天之内，是可以同时进行艾灸和推拿的，一般情况下，可先推拿再艾灸。

患有运动系统疾病，如颈椎病、腰椎间盘突出症，先采用推拿正骨手法"拨乱反正"，可以明显改善和消除骨骼、关节、韧带、肌肉的紧张、痉挛、错位，尽快缓解疼痛。推拿后再加上温暖的艾灸，能让经络和肌肤趋于松弛，穴位张开，促进艾药的吸收，效果更佳。当然每个疾病具体的治疗顺序，由医生来决定。

🍂 所有部位和穴位都能灸吗？

一般而言，背部、下肢等肉厚部位，尤其是背部腧穴，多灸、长灸无妨，多种灸法均可使用。然而有些部位和穴位，需要区别对待。

不宜艾灸、多灸的部位

大血管经过的部位、心脏的体表区域，不宜艾灸。皮肤薄、肌肉少的部位，妊娠期女性的腰骶和下腹部，男女的乳头、男性阴部和睾丸等处，不宜艾灸。暴露在外的部位，如颜面、关节部位，不宜多灸，更不宜采用直接灸，以免形成瘢痕组织，影响人的外貌美观和关节的活动。

头面部穴位不宜直接灸

位于头面部的穴位，因所处的部位皮肤非常薄弱，不宜使用直接灸，若操作不当，容易造成瘢痕。位于四肢的一些穴位，若皮肤下有大血管经过，也不宜采用直接灸，以免出现意外。相对而言，用艾条、温灸仪灸，可以随时调节艾灸的距离和时间，只要掌握好火候，就较为安全。

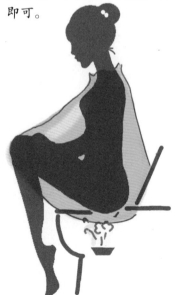

▼会阴部方便、安全艾灸法：用木板将马桶排水孔挡住，将3~4厘米艾条放在隔火容器上，调整好高度点燃即可。

🌿 不宜艾灸的人和证有哪些？

中医八纲辨证中的阳盛、实热证患者不宜艾灸。

九种体质中属于热性体质的人不宜艾灸。

器质性心脏病伴有心功能不全、过度疲劳、大汗淋漓、情绪不稳、皮肤严重过敏者不宜艾灸。

急性发作的高热或肺结核出血患者，严重贫血患者，急性传染病患者，痈疽疮疖发作期间皮肤局部红肿热痛者不宜艾灸。

高血压危象、脑血管意外的急性发作期患者，处于昏迷、抽动期间的患者，无自制能力的精神病患者等不宜艾灸。比较稳妥的方法是先控制病情，等病情比较稳定后，再辨证取穴施灸。

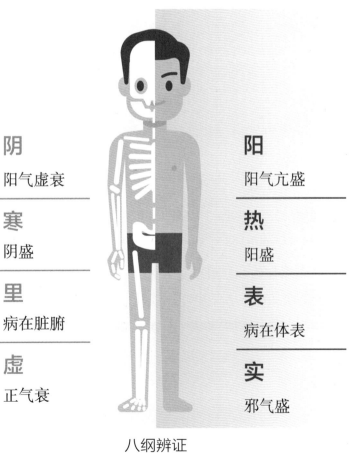

阴
阳气虚衰
___
寒
阴盛
___
里
病在脏腑
___
虚
正气衰

阳
阳气亢盛
___
热
阳盛
___
表
病在体表
___
实
邪气盛

八纲辨证

🍃 女性经期能艾灸吗？

女性经期经量较大时，不适合艾灸。因为此时人体的凝血功能下降，盆腔充血，而艾灸具有行气活血的作用，使用不当可能会增加经血的排泄量。可暂停一段时间，等经期过后再继续进行艾灸。

如果经期延长、经血淋漓不尽，属于中医"崩漏病"中的漏症，此时灸隐白穴、中极穴，可健脾、益气、止血。若是经期延后、经量稀少甚至闭经，在排除女性妊娠的情况下，也可艾灸。这样既能治疗导致月经不调的多种病患，又可温经暖宫、行气活血，增加经血量，恢复正常的月经周期。

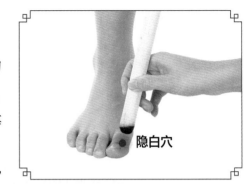
隐白穴

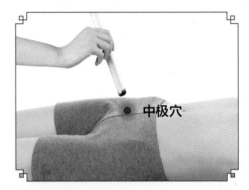
中极穴

🍃 怀孕女性能艾灸吗？

一般情况下，不建议孕妇艾灸，特别是在妊娠初期，胎火旺盛、胃气上逆，艾灸易助阳动血，使用不慎可能会危及孕妇和胎儿的健康。

但对于那些胞宫虚寒、肾阳不足的孕妇，如有习惯性流产史（滑胎、胎停）的，则可以通过艾灸补肾壮阳、暖宫安胎。部分孕妇在妊娠晚期，可通过艾灸至阴穴，纠正胎位不正。但采用这些艾灸方法，必须由专业医生或在其指导下进行，每次艾灸时间不宜过长，刺激强度不宜过猛，以免引起不适。

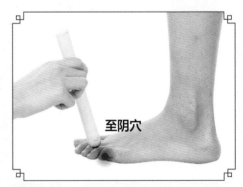
至阴穴

▲在孕8个月以后如果有胎位不正的情况，可遵医嘱，每天灸至阴穴20分钟，每天1次，坚持1周后到产科检查。

儿童可以艾灸吗？

对儿童进行艾灸，应该谨慎小心。

首先，儿童的体质与成人不同，为纯阳之体，对病邪入侵非常敏感，病变中很容易出现阳热、上火等症状。其次，儿童皮肤娇嫩，艾灸后很容易出现皮肤起疱、烫伤等不良反应。所以在临床上，5岁以下的儿童通常不建议进行艾灸。

5岁以上的儿童，则需要在专业医生指导下进行艾灸。一次取穴不宜过多，艾灸时间不宜过长，并且要认真观察艾灸后出现的各种反应。若出现皮肤起疱、口舌生疮、大便干结等，应立即停止艾灸。

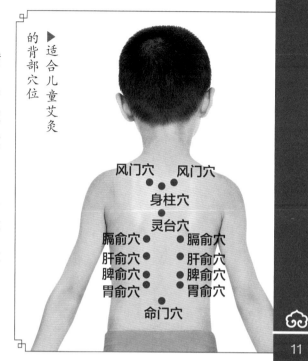

▶ 适合儿童艾灸的背部穴位

风门穴　风门穴
身柱穴
灵台穴
膈俞穴　膈俞穴
肝俞穴　肝俞穴
脾俞穴　脾俞穴
胃俞穴　胃俞穴
命门穴

男性需要艾灸吗？

男性与女性相比，属阳、性热、好动，艾草则是植物中的纯阳之品，以温热、温通、温补见长。随着年纪渐长，人的阳气（能量）不断发散和使用，即便是阳气再旺的男人，也会有阳气损耗。中医认为阴阳互根互生，阴损及阳、阳损及阴的病症时有发生，现代社会中气虚和阳虚的男人并不少见。

五脏之中肾为阴阳之根、元阳之府，主气化、主生长、主生殖，男人最需要温煦滋补的地方就是肾中之阳，而补益肾阳的方法之一便是艾灸。艾灸除了可温补肾阳外，还能温通经络，将肾的元阳之气输送到全身。临床上，有不少男性出现腰膝酸软、下肢沉重、神疲乏力、耳鸣、头晕、尿频、尿急、阳痿、早泄、前列腺炎、性功能障碍、性功能减退等病症，这在不同程度上都与肾阳虚弱、肾气不足有关。因而治疗此类病症，都可以用艾灸进行温补与温通。

🍂 艾灸后饮食怎么吃?

《针灸大成·灸后调摄》中云:"灸后不可就饮茶,恐解火气;及食,恐滞经气;须少停二时,即宜入室静卧,远人事,远色欲,平心定气,凡百事俱要宽解,尤忌大怒、大劳、大饥、大饱、受热、冒寒。至于生冷瓜果,亦宜忌之。唯食茹淡养胃之物,使气血通流,艾火逐出病气。若过厚毒味,酗醉,致生痰涎,阻滞病气矣。鲜鱼鸡羊,虽能发火,止可施于初灸,十数日之内,不可加于半月之后。"

艾灸之后要节制饮食,不要因担心饮食不足、缺乏营养而大吃大喝,从而导致胃气损伤,腹胀、腹泻。

🍂 艾灸后的常见反应有哪些?

刚开始艾灸时,有些气虚体弱者会出现困倦、疲劳、嗜睡、全身无力等反应;有些人则会有口渴、上火等症状。大便不畅者,可出现肠鸣音、排气、肠蠕动增强等现象。肾气不足者,艾灸后尿量可增加,尿色有变化。患妇科、肠胃疾病者,艾灸后可有脐部出黄水,阴部分泌物增加、经血块排出等现象。月经不调者艾灸调整经期时,可出现短暂的月经提前或延后。这些都是常见反应,不用担心。

通过艾灸后的一些身体反应,医生能够辨别艾的热力和药力是否起到作用,症状是否有所改善。如果出现以下三种征兆,坚持灸疗,将会取得更好的疗效。

好转征兆	具体表现
经络出现流窜感	经气敏感者,随着灸火热能的不断渗入,身体多个部位可出现酸、胀、麻、重、痛等反应,或沿着经络循行线路出现流窜感、温暖感。例如,部分女性艾灸小腹、臀部时,会有一股热量流窜至会阴的感觉,中医将其称为"得气",是好现象
发热出汗	艾灸后,夏天出汗可增多,冬天有微微出汗。平日无汗者手、足心出汗,体寒肢冷者会觉得身体发热
精气神佳	灸后面部肤色变得红润、富有光泽、饱满滋润,心情舒畅愉悦

🍁 艾灸后出水疱怎么办？

艾灸后，如果皮肤表面出现了小水疱，千万不要太紧张，这是正常反应，而且对健康利大于弊。因为即便艾灸结束了，水疱仍会继续刺激经络和穴位，这等于延长了艾灸的治疗时间。

是否要灸出水疱因人而异

中国古代许多大医学家，如孙思邈等人常常刻意灸出一些水疱，甚至更夸张地用化脓灸来保健养生。现代人考虑到皮肤美观的缘故，已经越来越少采用这种方法。

爱美人士往往对灸出水疱存有顾虑，最好不要进行直接灸。另外，身体暴露部位通常也不建议灸至出疱甚至化脓。相反，老年人、重病患者（如恶性肿瘤患者），为了维持生命，不必顾忌美观等问题，可施用化脓灸这种比较奇特的中医外治法。

灸出水疱后如何处理

灸后出现的小水疱，一般不需要处理，时间长了它会自然缩小直到消失，且多数不会留有瘢痕。但是如果处理不当，就会留下深褐色的瘢痕。为了最大限度地预防水疱出脓，形成瘢痕，这里给出三点建议。

第一，不要将水疱表面揭开，这样可保护创面，预防感染，等待水疱被自然吸收即可。

第二，可在水疱的表面撒上艾条燃烧后的艾灰，艾灰具有止痛消炎、干燥伤口、保护创面的作用。

第三，可在150克水中加入艾叶50克，煮沸15分钟，晾至水温适宜时，用干净的纱布或棉花蘸取艾叶水，每天清洗或湿敷伤口处半小时，至数天后伤口干燥愈合；或将桂圆的核研磨成细粉，撒在创面处，一天多次，可促进创口皮肤的愈合，减少瘢痕的形成。

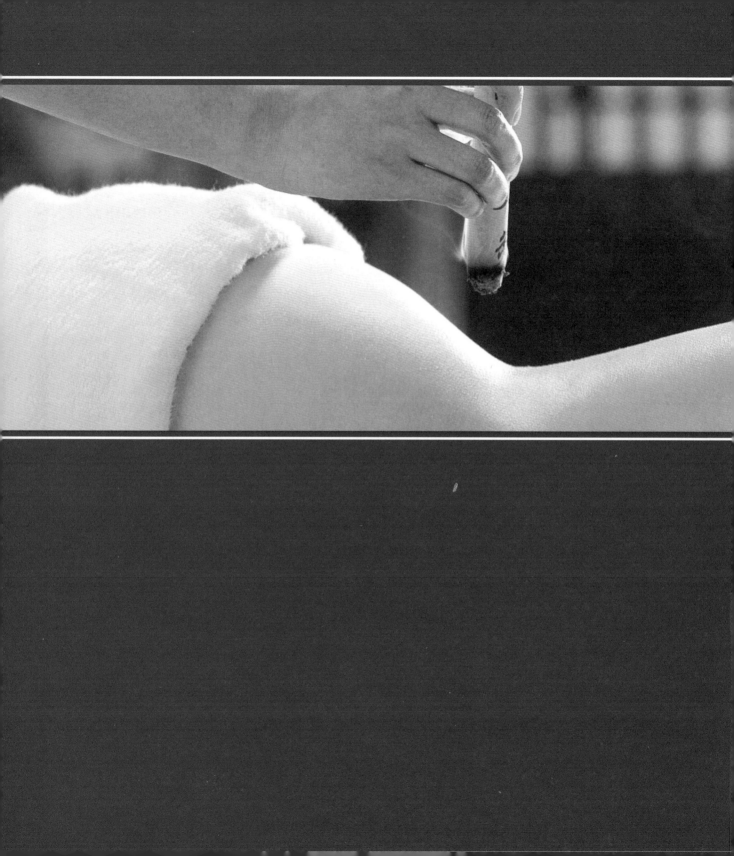

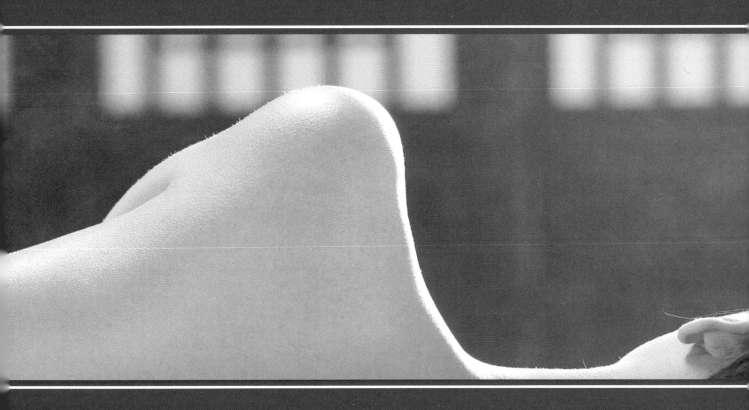

第 二 章
艾灸基础知识

中医艾灸治疗，有艾（药）、有火（热）、有穴（经络）。艾与火对身体经穴的熏灼和刺激，是一个无法分割、缺一不可的"三位一体"治疗整体。正是因为艾、火、穴三者的共同协力，才令艾灸疗法具有了推动人体气、血、津液的代谢与运行，有病治病、无病养生的独特功效。

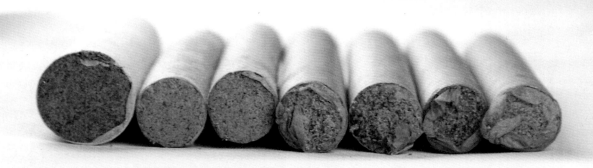

初学者先从艾条灸开始

　　艾灸在我国有几千年的历史，种类众多，有很多不同的灸法。针对不同病症，根据具体的身体状况和对不同灸法的掌握程度施灸，艾灸效果才会事半功倍。直接灸效果最好，其次是隔物灸。新手艾灸，建议先从艾条灸开始。

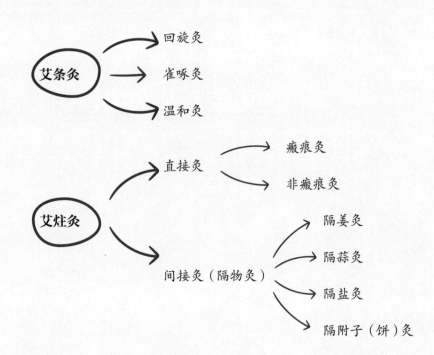

艾条灸 → 回旋灸
艾条灸 → 雀啄灸
艾条灸 → 温和灸

艾炷灸 → 直接灸 → 瘢痕灸
艾炷灸 → 直接灸 → 非瘢痕灸
艾炷灸 → 间接灸（隔物灸）→ 隔姜灸
间接灸（隔物灸）→ 隔蒜灸
间接灸（隔物灸）→ 隔盐灸
间接灸（隔物灸）→ 隔附子（饼）灸

🍂 艾条灸：家庭艾灸建议选清艾条

艾条可分为清艾条和药艾条，家庭艾灸一般使用的是清艾条。灸时先将艾条点燃，与皮肤保持一定的距离（3~5厘米），上悬于所灸部位，故常称为"悬灸"。悬灸以能感觉到温热为宜，灸至皮肤温热红晕，时间每次大约15分钟。悬灸又分为回旋灸、雀啄灸和温和灸3种手法，操作简单，火力温和，非常适合刚接触艾灸的人使用。

回旋灸

点燃艾条，对着施灸部位，距皮肤3~5厘米，以施灸的穴位或部位为中心，做顺时针方向的旋转。控制旋转的速度，一呼一吸转一圈。圈要转得圆润、有力，半圈发力半圈收力，每次灸治时间大约为15分钟。此法能带来大范围的温热刺激。

雀啄灸

点燃艾条，对着施灸穴位或部位，使之接近皮肤。待有温热感后，再提高，一起一落，如鸟之啄食。下去要有喷火感，向上要有提拉感，被灸者能感到凉气被抽出去。灸治时间短一些，一般5~10分钟。雀啄灸时要注意落下的幅度，不可用力过猛，导致烫伤皮肤。

温和灸

用右手拇指、食指、中指一起挟持住点燃的艾条，放于施灸部位之上，距皮肤3~4厘米，开始时可以较接近皮肤，感觉太热时可适当提高些，并仍固定在应灸之处，不要移动。被灸者能感觉到有一股温热暖流直透肌肤深部。灸治时间每次15分钟左右。

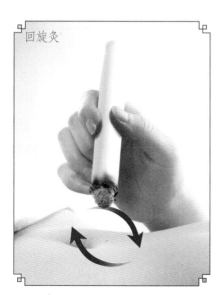

回旋灸

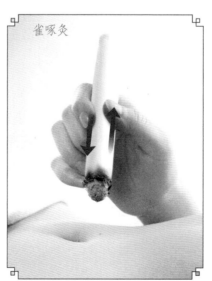

雀啄灸

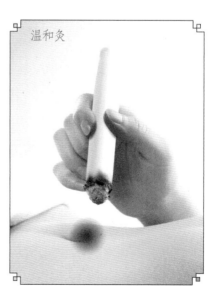

温和灸

🍁 艾炷灸：最常用于急性病症

艾炷灸之前可将买来的艾绒做成小如米粒状、大似枣的圆锥形状。随后在所灸部位涂上凡士林，令局部具有黏附作用。将艾炷置于上面，点燃艾炷顶端，等其燃烧至总高度的3/5或3/4处时，用镊子取下艾炷，换上另一壮继续点燃。艾炷灸分为直接灸和间接灸。

直接灸

直接灸通常是将艾炷直接放在皮肤上施灸。施灸时需将皮肤烧伤化脓，愈后多留有瘢痕，又称为瘢痕灸。若不令皮肤烧伤化脓，不留瘢痕者，则称为无瘢痕灸。在中国古代，医家都比较推崇直接灸，《针灸资生经》中就云"凡著艾得灸疮发，所患即瘥，不得疮发，其病不愈"。孙思邈更是称"若要身体安，三里常不干"。

瘢痕灸。又称化脓灸，它是用黄豆大或枣核大的艾炷，直接放在穴位上施灸。因灸后局部会产生炎症，古人称其为"灸疮"或"灸花"。伤口愈合后，随着灸疮的结痂脱落，局部有瘢痕组织形成，故得名。

非瘢痕灸。灸时先在施灸部位涂以少量油膏，然后将艾炷放在穴位之上将其点燃，当患者皮肤感到灼痛时，即用镊子迅速将艾炷夹去或压灭，更换艾炷再灸。这样连续灸上3~7壮，以局部皮肤出现轻度红晕为度，一般不会留下瘢痕。

点燃艾炷后，若不吹艾火，待其燃尽自灭，此时火力微而温和，施灸完毕后再用手按压住施灸穴位。此灸法时间较长，壮数较多，能使真气聚而不散，火力徐徐缓进，从而产生温通经脉、祛寒散邪、扶阳益气、行气活血、强壮机能的作用。此为艾炷灸中的补法。

点燃艾炷后，若速吹旺其火，此时火力较猛，快燃快灭。当患者感觉局部烧灼发烫时，即迅速更换艾炷再灸。此灸法时间较短，壮数较少，施灸完毕后不必按住其穴，以便开其穴而令邪气散，使火毒邪热由肌表而散，达到以热引热的目的。这属于艾炷灸中的泻法。

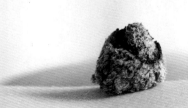
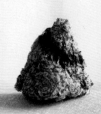
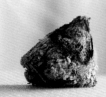

间接灸

间接灸是将生姜、食盐、大蒜等作为中间物，让艾炷和施灸部位的皮肤相分隔，进行施灸的方法。

隔姜灸。将新鲜生姜切成约0.5厘米厚的薄片，中心处用针穿刺数孔，上置艾炷，放在穴位上燃灸。当患者感到灼痛时，可将姜片稍许上提，使之离开皮肤片刻，旋即放下，再行灸治。反复进行，直到局部皮肤出现潮红为止。

隔蒜灸。将大蒜切成约0.5厘米厚的薄片，中间用针穿刺数孔，放在穴位或肿块上（如未溃破化脓的脓头处），用艾炷灸之。

隔盐灸。又称神阙灸，本法只适用于肚脐部。使用时让患者仰卧屈膝，以纯白干燥的食盐填平脐孔，再放上姜片和艾炷施灸。如果患者脐部凸出，可用湿面条将脐穴围成"井口"，再填食盐于其中施灸。食盐上加用姜片的目的是隔开食盐和艾炷的火源，以免食盐遇火起爆，烫伤皮肤。

隔附子（饼）灸。以附子片或附子饼（将附子切细研末，以黄酒调和做饼，厚度约0.5厘米，直径约2厘米）作为间隔，上置艾炷。灸时，可不断更换附子片（饼）重复燃灸，直至皮肤出现红晕为止。

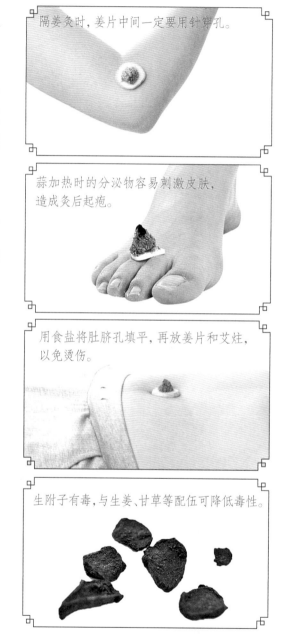

隔姜灸时，姜片中间一定要用针穿孔。

蒜加热时的分泌物容易刺激皮肤，造成灸后起疱。

用食盐将肚脐孔填平，再放姜片和艾炷，以免烫伤。

生附子有毒，与生姜、甘草等配伍可降低毒性。

🍁 解放双手的施灸工具

在传统的古法艾灸中，使用最多的就是直接或间接用艾条和艾炷灸。到了现代，人们为了方便携带、便于操作、增强疗效、避免烫伤，逐渐发明出来许许多多的艾灸器具。

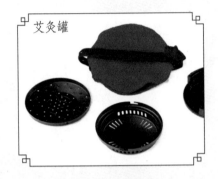

艾灸罐

艾灸罐

艾灸罐又称灸疗罐，主要是通过控制艾条的位置，以及它与穴位间的距离，来调节艾灸时火的温度。这样既可预防因艾灸时温度过高烫伤皮肤，又能隔热保温，达到良好的治疗效果。

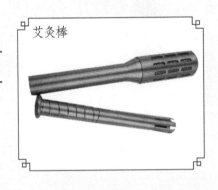

艾灸棒

艾灸棒

艾灸棒又称温灸筒或温灸棒，是用纯铜、不锈钢、铁等金属材质制成的一种圆筒形灸具，其筒底有尖有平，筒内套有四周有孔的小筒。一般都增设有聚气防灼罩，停止温灸时，焚烧筒内火种会自动熄灭，这样既提高了艾灸的疗效，又可防止灼伤。施灸时，可将艾绒或药物装入温灸器的小筒，点燃后将温灸器的盖子扣好；也可以将灸条直接点燃，放进灸筒，置于所灸部位，进行熨灸，直到皮肤红润。

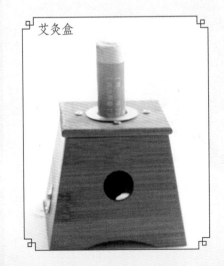

艾灸盒

艾灸盒

艾灸盒使用方便、便于携带，深受人们的喜爱。生活中，不管是站着、坐着、躺着，都可以把艾灸盒绑在身上进行艾灸。艾灸盒内如果放入的是艾条，它的优点是燃烧时间较长，不易间断，持续火力猛。艾灸盒中如果放入的是艾绒或艾炷，它的燃烧时间大多较短。想要艾绒的燃烧时间长一些，可将风口调得小一点。此外，排烟通风口控制得好，温度也比较稳定。

新型温灸仪

现代新型温灸仪大多采用在仪器中放入艾绒、艾条、艾草精油等，通过微电子技术熏烤、加热，甚至有些还配有红外线、激光等装置，将光针与温灸相结合，把艾叶的气味和热量输送到经络穴位处。使用新型温灸仪做艾灸，优点是不需要花费太多的人力，艾灸的温度可控，不易被烫伤。

其他施灸工具

除了以上常见的施灸工具外，还有各式各样针对特定部位、穴位的灸具，便于施灸者在家使用。

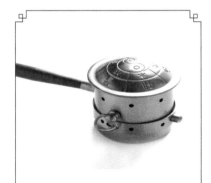

火龙罐。比较专业的艾灸器具，外形分筒体和持柄两部分，内另有小筒，可置艾绒或艾条燃烧。一般在背部使用较多，使用时要按照经络走向摆放在被灸者背部的督脉上。

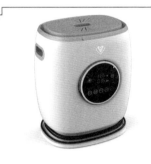

坐灸仪。非常省事、便捷的艾灸器具，主要用于女性会阴部的施灸，也可用于足部、腹部等部位的施灸。

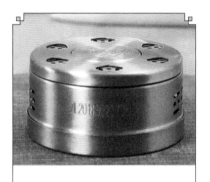

艾灸小筒（罐）。方便携带，可针对特定的穴位施灸，全身适用。内有隔网，防止因艾灰掉落而烫伤皮肤。底部贴纸可固定在身体上。

艾灸过程讲究多

艾灸操作简单,是一种安全可靠的中医疗法。但如果急于求成或者操作不当,施灸顺序不对、施灸过度、灸后收尾工作没做好,都有可能影响艾灸效果。新手掌握好以下内容再来施灸,不仅能得心应手,更能第一次艾灸就成功。

✤ 舒适的体位更能提高艾灸效果

选择一个舒适的体位是提高艾灸疗效的重要环节。一方面,有利于施灸者快速、准确地寻找到所灸的穴位;另一方面,能让被灸者在灸疗过程中感觉轻松、舒适、自然。艾灸时通常采取坐位或卧位两种方式。在坐位和卧位的基础上,根据取穴要求,四肢可适当屈伸。

仰靠坐位

被灸者可坐在有靠背的软椅上,可在后颈部放置一块软垫,头部向后仰,将头面和前颈部位充分暴露,以便施灸。

俯伏坐位

被灸者可坐在桌前,桌上放置一块软枕,俯伏于上,或用双手托住前额,将头后颈部、上臂部位充分暴露,进行艾灸。

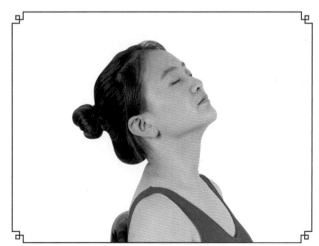

▲适合灸头面部及前颈部位。

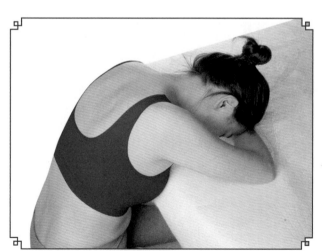

▲适合灸头后颈部及上臂部位。

仰卧位

被灸者可平躺在床上,将上肢放平,下肢放平或微屈,全身放松,将面部、颈胸腹部、上肢掌侧、下肢前侧、手足等处充分暴露,进行艾灸。

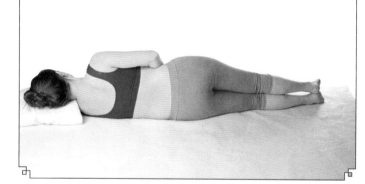

▲适合灸面部、颈部、胸部、腹部、上肢掌侧、下肢前侧、手足等处。

侧卧位

被灸者可侧身躺在床上,上肢放在胸前,下肢伸直,将头面两侧、胸腹两侧等处充分暴露,进行艾灸。

▲适合灸头面两侧、胸腹两侧部位。

俯卧位

被灸者可俯卧在床上,上肢放置于身体两侧,下肢放松,将颈、背、腰、臀、大腿、小腿等处充分暴露,进行艾灸。

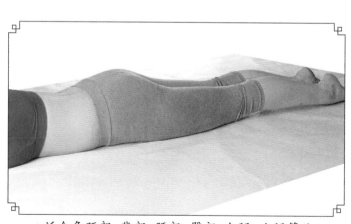

▲适合灸颈部、背部、腰部、臀部、大腿、小腿等处。

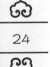 ## 艾灸顺序：先上后下，先左后右

艾灸是按照人体经络流注施行的保健方法，所以顺序很重要。但初学者往往对施灸的顺序迷惑不解，总是记不住先灸哪个穴位，后灸哪个穴位。其实艾灸顺序是有一定规律的，记住了规律再来施灸，就简单多了。

先阳后阴

艾灸为火、属阳，所以施灸的顺序是先灸阳经后灸阴经，或者是先灸背部后灸腹部。

先上后下

阴阳学说中上为阳、下为阴，头为阳、足为阴，所以施灸的一般顺序是先灸上部后灸下部，或者是先灸头身后灸四肢。

先左后右

左为阳，右为阴，所以先灸左侧，后灸右侧。

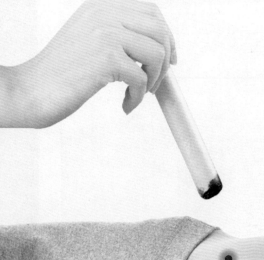

▼气海穴位于腹部脐下1.5寸处，为腹部阴经穴位，应在背部穴位灸完之后再施灸此处。

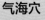
气海穴

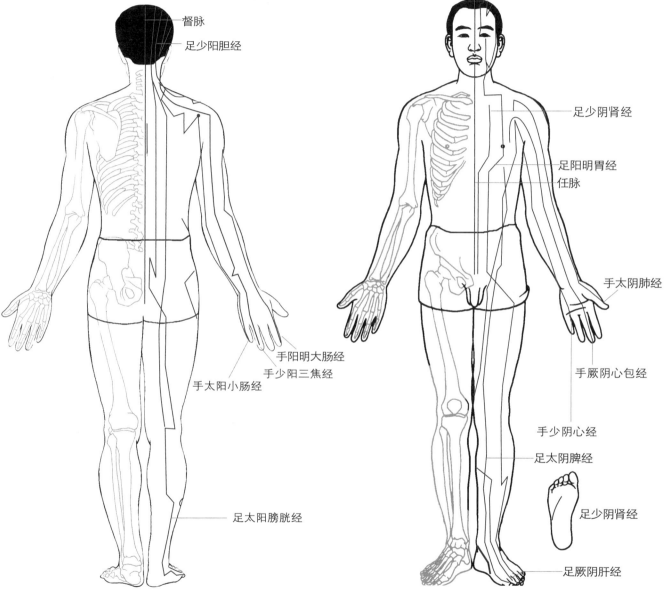

督脉
足少阳胆经

足少阴肾经

足阳明胃经
任脉

手太阴肺经

手阳明大肠经
手少阳三焦经
手太阳小肠经

手厥阴心包经

手少阴心经
足太阴脾经

足少阴肾经

足太阳膀胱经

足厥阴肝经

（背面经络循行路线）

（正面经络循行路线）

🍁 想要不上火，灸量很重要

艾灸的初期，有些人会出现口干、发热等症状，俗称"上火"。这时只要辨证施治，病情可解，上火可退。

为什么艾灸会引起上火

《医宗金鉴》中曰："凡灸诸病，必火足气到始能愈。"艾灸本来就是借助火的热量来温通经脉的，由于火性偏属温热，因此艾灸后可能会出现上火。

上火与被灸者的体质关系密切，如平素性格平和、情绪淡然的人，灸后不易上火；而性格急躁、易怒，气郁体质的人，灸后较易上火。

此外，上火与艾条的新旧也有关。一般新艾条火力猛烈，灸后容易上火；陈艾条火力温和，相对来说就不易上火。所以艾灸时，最好选择使用已放上几年的陈艾条。

灸后上火怎么办

中医认为，气有余便是火，机体若为病邪盘踞，上热下寒、气机瘀滞、三焦不通，就易出现上火。

控制艾灸的时间和频次。灸后上火时，可适当减少艾灸的时间和频次。例如，原来每穴灸15分钟，改为灸10分钟；或者中间停灸一段时间，如灸2天休息1天后再灸。假如是悬灸的话，可将艾条离皮肤远一点，从而降低艾灸时的温度。

调整艾灸的部位和重点。因上为阳、下为阴，所以可适当减少上半身穴位的艾灸，将艾灸的重点调整至下半身的八髎穴、足三里穴、涌泉穴等穴位，并从上到下进行艾灸，以打通下肢经络的堵塞，引火下行。对于气逆上冲、肝阳上亢等病症，可多艾灸足三里穴、绝骨穴、涌泉穴等穴位，镇逆下气、引气下行。也可以在艾灸结束后半小时内，用艾叶煮水泡脚，扩张足部的血管，改善机体的血液循环，减少灸后上火的发生。

调理饮食降灸火。被灸者可在灸前和灸后各饮用一杯温水。若是体质偏热、易上火的患者，还可各取15克的麦冬与熟地煮水，在每次艾灸前喝100毫升。艾灸治疗期间，可多进食一些新鲜的蔬菜水果，避免摄入过于辛辣之物。上火严重者，可食用绿豆汤、绿豆粥等具有清热解毒、降火消渴作用的食品。

🍃 施灸过程多多注意，避免意外

施灸前，应根据被灸者的身体素质和疾病情况，谨慎辨证，选好穴位，并确定其究竟使用何种灸法。被灸者要选择一个既暴露穴位又平正舒适的体位，这样较利于灸条、灸炷、温灸器的安放，又能维持较长的治疗时间。

施灸中，应密切观察被灸者的身体状况，并按照治疗的需要，调节好灸疗的时间。若使用艾条熏灸，艾条太近容易烫伤皮肤，太远影响治疗效果，故被灸者要随时自测温热感是否恰当，观察被灸处皮肤潮红程度有无变化。

施灸后必须立即熄灭灸火，去除艾灰，将使用过的艾条放入密闭的瓶中，以防死灰复燃，或烟火、艾灰掉落灼伤被灸者的皮肤。

🍃 灸疗过程中要保暖

艾灸的主要功能就是益气壮阳、温补温通，所以灸疗中，除了需要保持适当的空气流通外，更要做好室内的保暖。即便是在炎热的夏天，患者也不能因吹到冷风而受寒着凉。特别是艾灸完毕后，人的身体常温暖松软，甚至稍稍会有出汗，此时切不可贸然外出、洗澡，或待在有空调冷风的环境中，因为这时人的肌肤腠理开泄，很容易外感风寒、湿气侵袭。最好灸完休息1个小时后，再外出运动或洗澡。洗澡时水温须高一些，时间控制在15分钟左右。

🍃 室内常通风排艾烟

虽然艾灸的烟有很多好处，但很多人不喜欢艾烟的味道。另据报道，在艾灸中或艾灸后，少数患者会出现相关的过敏症状，而艾烟是引起过敏的主要因素。由于现代住宅空间狭小，封闭性能好，如果长时间、大量使用艾灸，艾烟不易散发，易使空间艾烟弥漫。因此艾灸时，一定要注意空气流通。

找穴越准，效力越高

《扁鹊心书》曰："学医不知经络，开口动手便错。"尤其是像针、灸、石这种外治之法，若不知施于何处经穴，无异于盲人摸象、大海捞针，无从下手。所以艾灸前，首先必须找准穴位，方能得心应手。

🍁 简便取穴法

此法简便易行，是我们祖先在长期实践中积累所得，故又叫经验取穴法。虽然不适用于所有穴位，但是操作方便，容易记忆。

风市穴，人直立垂手，大腿外侧中线，中指指端触及处即是。

劳宫穴，手半握拳，以中指的指尖切压于掌心的第1横纹处即是。

列缺穴，两手虎口自然平直交叉，食指指端触及处即是。

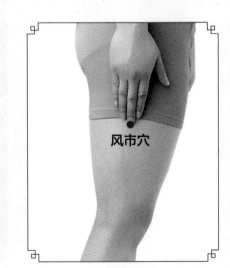

风市穴

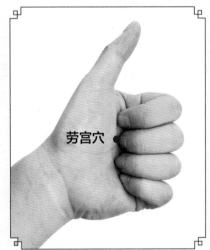

劳宫穴

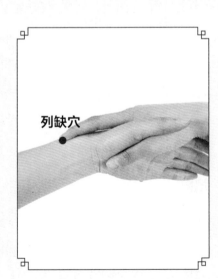

列缺穴

🍃 手指同身寸法

这是以被灸者本人的手指作测量标准，来找寻穴位的一种方法。其依据在于以本人的手指关节长度作为度量单位，每个人的身高与手指关节长度成一定比例。用手指关节测量穴位不但简便易行，且有一定的准确性，适用于不同身高的人。

拇指同身寸法：以拇指指关节的横度作为1寸，主要用于四肢部的取穴。

中指同身寸法：以中指指节桡侧两段横纹之间的距离为1寸，可用于四肢部和背部的取穴。

横指同身寸法：也叫"一夫法"，将食指、中指、无名指、小指并拢，以中指中节横纹为准，取四横指为3寸，食指与中指并拢为1.5寸。

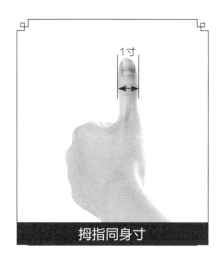

拇指同身寸

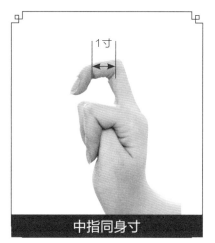

中指同身寸

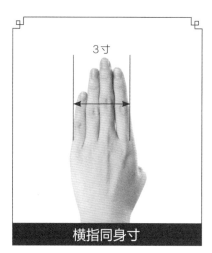

横指同身寸

🍃 骨度分寸定位法

又称骨度法，即以骨节为主要标志测量周身各部的大小、长短，并依其尺寸按比例折算作为定穴的标准。按照此种方法，不论是男女、老少、高矮、胖瘦，折量的分寸是一样的，很好地解决了在不同人身上定穴的难题。但需注意，分部折寸的尺度应该以患者本人的身材为依据。

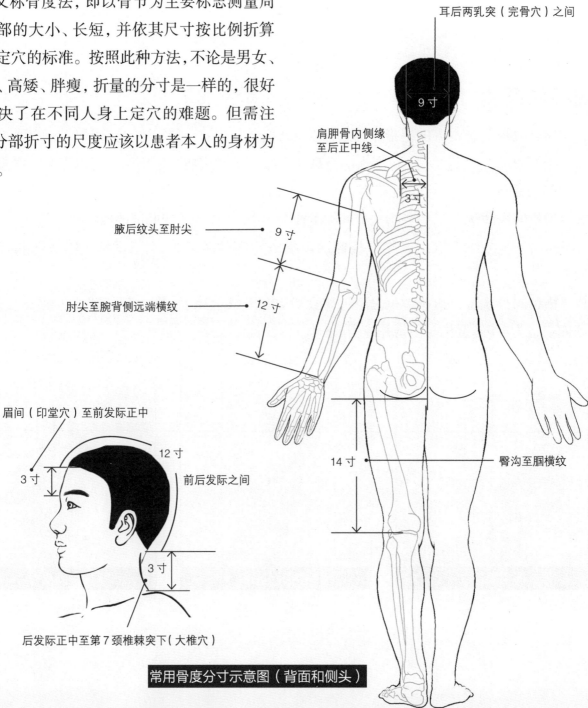

耳后两乳突（完骨穴）之间

9寸

肩胛骨内侧缘至后正中线

3寸

腋后纹头至肘尖 9寸

肘尖至腕背侧远端横纹 12寸

臀沟至腘横纹

14寸

眉间（印堂穴）至前发际正中

12寸

3寸

前后发际之间

3寸

后发际正中至第7颈椎棘突下（大椎穴）

常用骨度分寸示意图（背面和侧头）

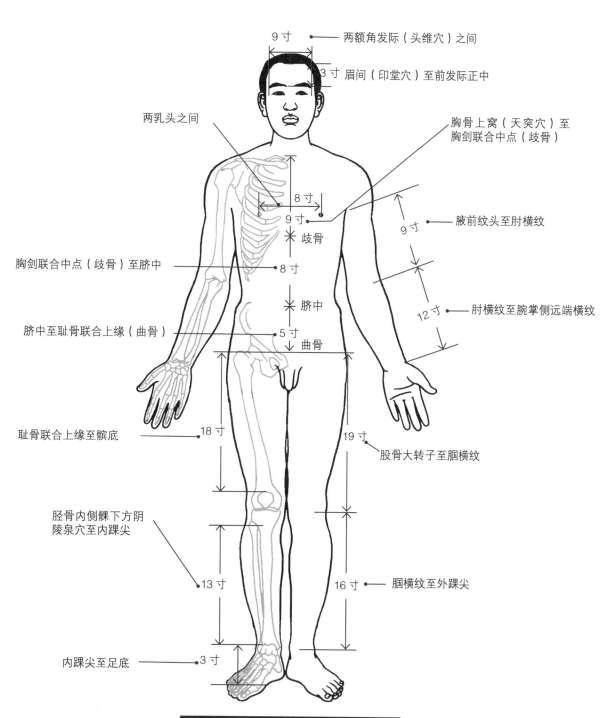

9寸 —● 两额角发际（头维穴）之间

3寸 — 眉间（印堂穴）至前发际正中

两乳头之间

胸骨上窝（天突穴）至
胸剑联合中点（歧骨）

8寸

9寸

歧骨

腋前纹头至肘横纹

胸剑联合中点（歧骨）至脐中 —— 8寸

脐中

肘横纹至腕掌侧远端横纹

12寸

脐中至耻骨联合上缘（曲骨） —— 5寸

曲骨

耻骨联合上缘至髌底

18寸

19寸

股骨大转子至腘横纹

胫骨内侧髁下方阴
陵泉穴至内踝尖

腘横纹至外踝尖

13寸

16寸

内踝尖至足底 —— 3寸

常用骨度分寸示意图（正面）

常灸十大穴位，手到病自除

穴位如同我们的随身药囊，正确使用可以防病健身。一团艾绒或一根艾条，一个穴位，每天坚持艾灸十几分钟，养生就是这么简单。

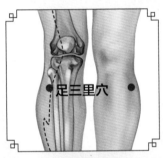

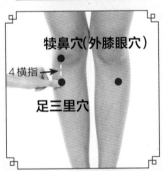

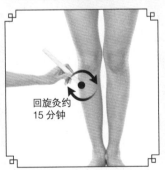

回旋灸约
15分钟

🍃 足三里穴 延年益寿穴

归属 足阳明胃经。

定位 小腿前外侧，外膝眼穴下3寸，外膝眼穴和解溪穴连线上。

取穴 同侧手虎口围住髌骨外上缘，其余四指向下，中指指尖处。

一灸见效 常用的有艾条温和灸和艾炷瘢痕灸两种。①温和灸，可采取回旋灸、雀啄灸法，每次灸15~20分钟。②瘢痕灸，可采用艾炷直接灸法，在穴位处直接点燃施灸，每穴7壮，施灸完毕贴以灸疮膏，每天换膏药1次。化脓大约需要一个半月，疮口愈合后，再左右交替，取对侧足三里穴施灸。因化脓灸法处理不当恐有感染风险，故建议在专业医生指导下进行。

中医解穴：足三里穴

足三里穴能和胃宽中、行气降逆，其特点是补泻兼施、寒热通用，具有健脾和胃、益气生血、疏经通络、消积化滞、祛风除湿、瘦身减肥等多重功能，因而被誉为养生保健"第一要穴""长寿穴"。

在临床中，上至头面、呼吸道疾病，中到脾胃、消化功能紊乱，下至膀胱的尿路感染、子宫的月经不调，诸多疾病取此穴都能够举重若轻、调节如一。常灸足三里穴可治疗胃痛、呕吐、呃逆、腹胀、腹痛、肠鸣、消化不良、泄泻、便秘、痢疾、咳嗽气喘、心悸气短、乳痈、失眠、癫狂、头晕，水肿、膝痛、脚气、下肢痿痹、虚劳羸瘦等病症。

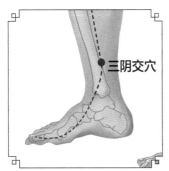
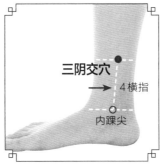
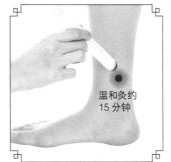

三阴交穴

4横指

内踝尖

温和灸约
15分钟

🌿 三阴交穴 养血补气穴

归属 足太阴脾经。

定位 位于小腿内侧，当足内踝尖直上3寸，胫骨内侧缘后方。

取穴 手四指并拢，小指下缘靠内踝尖上，食指上缘所在水平线与胫骨后缘交点处。

一灸见效 采用艾条温和灸，也可取回旋灸、雀啄灸，每次灸10~15分钟，以灸至局部稍有红晕为度。

中医解穴：三阴交穴

　　人体诸多经穴中有一个非常奇特的穴位，因与女人十分有缘，而被誉为"女三里"，这就是大名鼎鼎的三阴交穴。肾为先天之本，脾为后天之本，肝为经血之源，三脏对体内气血的生成和运行都起着关键的作用。三阴交穴原本归属脾经，又与肝、肾二经相逢交会，所以只要在三阴交穴一穴施灸，可同时调肝经、脾经、肾经三经，收健脾益气、柔肝养血、益肾固本三效。

　　中医认为，女子以血为本，任脉、督脉、冲脉三脉皆起于胞宫，因而艾灸三阴交穴，可益气滋阴、调益冲任，具有调经、祛斑、去皱、除痘、抗过敏等多种作用，最擅长治疗脾胃虚弱，月经先期、后期、先后无定期，崩漏、闭经，皮肤过敏，湿疹、荨麻疹等疾病。

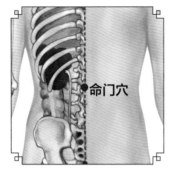 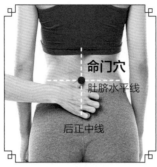 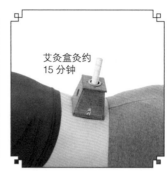

命门穴

肚脐水平线

后正中线

艾灸盒灸约
15分钟

🌿 命门穴 强肾固本穴

归属 督脉。

定位 位于腰部，后正中线上，第2、第3腰椎棘突间。

取穴 肚脐水平线与后正中线交点处。

一灸见效 艾条温和灸，每次灸10~15分钟，以灸至局部稍有红晕为度。

中医解穴：命门穴

　　命，生命之根本；门，出入之门户，至关重要。命门穴上输心肺、下通两肾、中系肝脾、内贯大脑、外连经络。且命门穴内藏真火，被明代名医张景岳比喻为"天上的太阳"。有了它，人才能茁壮成长、健康长寿；没有它，人便会疾病丛生、短寿早夭。临床上命门火衰者，或腰膝酸软、四肢清冷、下利清谷、五更泄泻，或男子早泄、阳痿，或女子宫寒、不孕，一片虚寒之象。所以中医认为人体的衰老，乃体内命门之火、元阳之气不断衰竭的结果。可常灸命门穴，以强肾固本、益气壮阳，延缓人体的衰老。

　　取命门穴艾灸，可温通督脉、温补肾阳，治疗肾阳虚衰所致的腰骶疼痛、下肢痿痹、遗精阳痿、月经不调、性功能障碍、前列腺炎、慢性肠炎等病症。

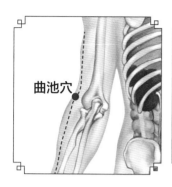

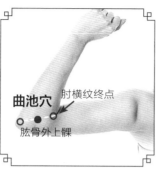

曲池穴　肘横纹终点

肱骨外上髁

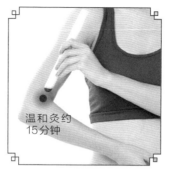

温和灸约
15分钟

曲池穴 *清热解毒穴*

归属 手阳明大肠经。

定位 在肘部，尺泽穴与肱骨外上髁连线的中点处。

取穴 正坐，轻抬手臂，肱骨外上髁与肘横纹终点连线的中点处。

一灸见效 艾炷灸或温针灸5~7壮，艾条温和灸15~20分钟。

中医解穴：曲池穴

　　因肺与大肠相表里、主皮毛，故曲池穴通上达下、解表入里。表里双清，既可疏风解表、宣肺散热、清外在之邪，又能清泻阳明、凉血祛风、泻内在之火。所以此穴，一除热毒郁遏肌表的各种皮肤疾患，二清痰火扰乱心神的神志异常，三平肝风上亢内动的头晕、抽搐。曲池穴位于肘部，为经气运行要道，还具有通经络、调气血、祛风湿、利关节、止痹痛等作用。

　　常灸曲池穴可清热解表、疏风止痒、消肿止痛、调和气血、疏经通络。在临床上艾灸曲池穴可调理外感风热的头痛、咽痛、咳嗽、气喘，内火炽盛的头痛、齿痛、目痛，湿热壅滞大肠的腹痛、呕泻、痢疾、便秘、肠痈，阳明郁热的乳痈，痰火扰心的癫狂、惊悸，肝风内动的眩晕、抽搐，肌肤血热的皮肤瘙痒等病症。

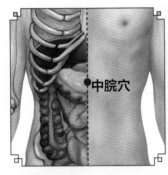
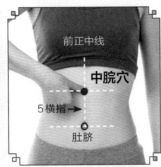
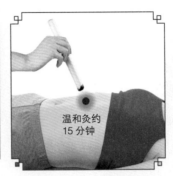

前正中线

中脘穴

5横指 →

肚脐

温和灸约
15分钟

中脘穴 健脾养胃穴

归属 任脉。

定位 人体上腹部，前正中线上，脐中上4寸处。

取穴 在上腹部，正中线上，肚脐中央向上5横指处。

一灸见效 艾条温和灸，每次灸10~15分钟，以灸至局部稍有红晕为度。

中医解穴：中脘穴

　　中乃方位，意指上腹的中部；脘，空腔也，此处即是胃府，故名"中脘"。它为胃的募穴、八会穴之腑会，手太阳小肠经、手少阳三焦经、足阳明胃经和任脉的交会穴。胃主受纳、腐熟水谷，与脾共同构成人的后天之本，为气血生化之源，古人云"得胃气则生，失胃气则死"，这就足以表明中脘一穴对饮食的受纳、运化、吸收的重要性。因此常灸该穴可和中调胃、补虚益气、健脾化湿，改善和调节人的消化功能，从而促进各种营养物质的吸收与代谢。

　　由于中脘穴具有健脾疏肝、养胃利水、消食导滞等作用，所以常灸中脘穴治疗脘腹胀痛、食欲不振、消化不良、肠鸣、泄泻、呃逆、反胃、痢疾、疳积、恶心、呕吐、痰多、喘息、吞酸、便秘、吐血、便血、肠痈、奔豚、水肿、虚劳等病作用显著。

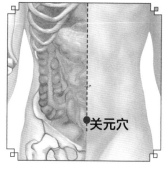
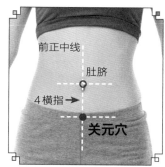
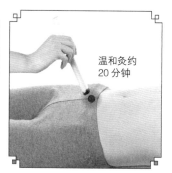

前正中线
肚脐
4横指 → 关元穴
关元穴

温和灸约20分钟

🌿 关元穴 培补元气穴

归属 任脉。

定位 在下腹部,脐中下3寸,前正中线上。

取穴 在下腹部,前正中线上,肚脐中央向下4横指处。

一灸见效 艾炷灸7~10壮,或艾条温和灸15~30分钟。

中医解穴:关元穴

关者,关闭、封藏之意;元者,元气也。故关元被前人称为"元阴元阳交关之所",老子更是称其为"玄之又玄,众妙之门"。它一源三歧,是任脉、督脉、冲脉三脉之源头,"肾间动气"之所在,男子在此处藏精,女子在此处藏血。而且关元穴位于"阴脉之海"的任脉上,是肝、脾、肾三阴与任脉之会穴,小肠之募穴,人称"下丹田",是养生吐纳、吸气凝神的地方,自古以来都是养生保健的要穴。

因关元穴位于小腹,常灸可培元固本、补益下焦,所以在临床上,除了可治疗元气虚损,如慢性哮喘,中风中的脱证,糖尿病里的气虚之证、易疲劳、形寒肢冷等症外,还常用于治疗泌尿、生殖系统疾患,如遗精、阳痿、早泄、性功能低下、前列腺疾病,宫寒、痛经、闭经、月经不调、不孕,尿频、尿急、尿痛、慢性泄泻、脱肛、疝气、便血、溺血、小便滴沥不尽等病症。

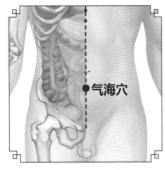 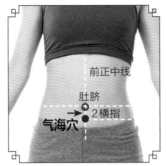 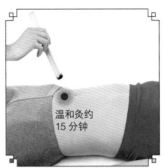

前正中线

肚脐

气海穴

2横指

气海穴

温和灸约
15分钟

🍃 气海穴 生发阳气穴

归属 任脉。

定位 位于肚脐正下方1.5寸，也就是相当于人体的正中心。

取穴 在下腹部，前正中线上，肚脐中央向下2横指处。

一灸见效 气海穴较为常用的灸法有温和灸、隔姜灸、隔蒜灸、隔附子灸等。①温和灸。在距气海穴约3厘米处，先将艾条点燃施灸，等局部出现温热感后，随热感适当调整艾条位置。每次灸15分钟左右，每次间隔时间为2~3天。②隔姜（蒜）灸。先取约0.5厘米厚的鲜姜（大蒜）片，用针穿刺数孔，覆盖于气海穴上，随后将艾炷置于姜（蒜）片上点燃施灸。每次可灸3~5壮，至局部温热，灸处稍有红晕为度，每2~3天灸1次。③隔附子灸。取0.5厘米左右的附子片，在中间用针刺数孔，放在气海穴上，随后在附子片上放置枣核大小状的艾炷点燃施灸，以局部温热、稍有红晕为度。每次可灸3~5壮，每2~3天灸1次。

中医解穴：气海穴

　　天地之间大水汇集之处，才可誉之为海；人身之中气血相聚部位，方能被称为"气海"或"血海"，例如，胸乳之间有上"气海"（膻中穴），神阙穴（肚脐眼）之下有"气海"。中医认为，气海汇聚了人体的真元之气，是养生保健很重要的穴位之一。它如同一个泉眼，令泉水由四面八方汇聚此处，再流淌至全身，古人曾云"气海一穴暖全身"。难怪明代著名医学家张景岳在向人传授养生秘诀时会说，他"只是经常艾灸气海穴，使之常温而已"。无数的临床实践证明，常灸气海穴确能起培补元气、益肾固精、强身健体、解除疲劳的作用。

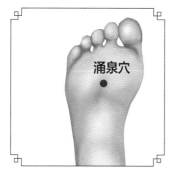
涌泉穴

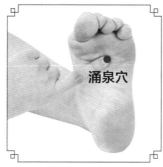
涌泉穴

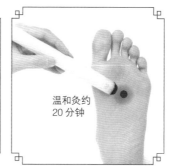
温和灸约
20分钟

🍁 涌泉穴 滋阴补肾穴

归属 足少阴肾经。

定位 在足底，屈足卷趾时足心最凹陷处。

取穴 卷足，足底前1/3处可见有一凹陷，按压有酸痛感处。

一灸见效 艾灸涌泉穴最常用的就是艾条温和灸。每晚洗脚后临睡前，在离涌泉穴大约两指宽的距离，点燃艾条施灸20分钟左右，至局部温热、皮肤红润为止。也可将艾灸盒或艾灸罐固定在足底，每天艾灸1次。

中医解穴：涌泉穴

古人云"泉水叮咚话涌泉"。涌，寓意外涌；泉，即指泉水。涌泉穴是经络学说中肾经第一穴。涌泉穴被称为"井"穴，凡被称为"井"穴者，都位于肢体的末端，它如同一股刚从地底下喷涌而起的泉水，经井口而冒出体表。肾为水火之宅、阴阳之根，肾经又起始于足底，位于人最低端的涌泉穴，与居于人最高端的百会穴，一阴一阳、遥遥相对，共同维护体内阴阳气血的平衡，故常灸涌泉穴，可滋补肾阴、引火归原。

涌泉穴不仅可开窍、泻热、降逆，治疗头痛、头晕、昏厥、耳鸣、中暑、癫痫、小儿惊风、小便不利、痛经、闭经、阳痿、遗精等病症，而且能补肾强体、暖宫助孕、引火下行、交通心肾、养神安眠，令人肾精充足、耳聪目明、精力充沛、腰膝壮实、行走有力、性功能强盛。

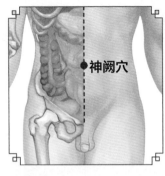 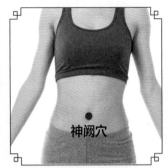 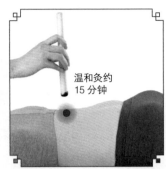

温和灸约
15分钟

🍁 神阙穴 固本培元穴

归属 任脉。

定位 在脐区，肚脐中央。

取穴 在下腹部，肚脐中央即是。

一灸见效 神阙穴最好选择在立春、春分、立夏、夏至、立秋、秋分、立冬、冬至这八个节气时施灸，以合四时之正气，效果更好。①艾条温和灸。将艾条点燃，对准神阙穴施灸，至有温热感为好。每次施灸15分钟左右，10日为1疗程，连续灸4~5个疗程，非常适合体质虚寒、胃肠功能紊乱、神经衰弱者。②因为五味中咸可入肾，具有补肾的功能，所以神阙灸中运用最多的就是隔盐灸。施灸时，可让被灸者仰卧屈膝，以纯白干燥的食盐填平脐孔，再放上姜片，点燃艾炷施灸5~7壮。如果被灸者脐部凸出，则可先用少许面粉和水调和，在肚脐上围成一个井口，圈住神阙穴，然后将食盐填于圈中，再按上法施灸。

中医解穴：神阙穴

神，"变化之极也"，上天之化身；阙，人体之要害。中医将神阙穴称为"神之所舍"，生命之源、人身之根，神气通行出入之门户，机体内外沟通之孔窍，"五脏六腑之本""鼓舞一身之阳气"的天然要穴，常灸神阙穴，具有滋阴壮阳、固摄肾气、温脾助运、补血养颜、延年益寿等奇效，令人真气充沛、精神饱满。《针灸资生经》中就曾载有"人年老而颜如童子者，盖每岁灸脐中一壮故也"的说法，民间更是相传"艾灸神阙，万病自灭"。

有实验证明，施灸神阙穴能改善调节人的神经、内分泌功能，提高机体的免疫力。临床上神阙穴常用来治疗肠炎、泄泻、痢疾、腹痛、脱肛、五淋、水肿、鼓胀，妇人宫寒不孕、产后尿潴留等病症。

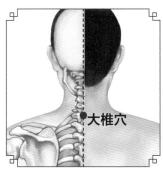 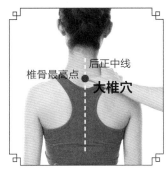 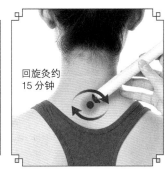

后正中线

椎骨最高点　大椎穴

回旋灸约
15分钟

大椎穴

🍃 大椎穴 *补虚治劳穴*

归属 督脉。

定位 后正中线上，第7颈椎棘突下与第1胸椎之间凹陷处。

取穴 颈背交界椎骨高突处椎体，下缘凹陷处。

一灸见效 可在大椎穴采取回旋灸法，施灸15~20分钟。切记大椎穴艾灸完毕后需封穴，用空掌轻轻拍打10下穴位，随后将穴位遮盖保暖。

中医解穴：大椎穴

　　大椎穴又名百劳穴，顾名思义，此穴能解身体各种劳累、一切虚损。人之劳损，归根结底皆出于体内阳气匮乏，正如中医所说"得阳者生，失阳者亡"。人之项背属阳，大椎穴为总督统率全身阳气的督脉之穴，且与手足六条阳经（手阳明大肠经、手太阳小肠经、手少阳三焦经、足阳明胃经、足太阳膀胱经、足少阳胆经）相互交会，被誉为"诸阳之会""阳脉之海""阳中之阳"。

　　大椎穴就像人体中的一个小太阳，人之阳气由大椎穴发出，组成屏蔽病邪、护卫机体的第一道关口，因而病邪侵袭首犯大椎穴，此时大椎穴就会通过调动贯通手足各条经脉的阴阳之气，或清热解毒，或活血通阳。若再加上纯阳之品的艾叶，以火点燃施灸此穴，可温通七条经脉，则体内阳气绵延不断。而且大椎穴的最大特点就是，既可驱邪外出，治疗各种热证、阳证、实证，又能强壮身体，对付各种寒证、阴证、虚证。故中医文献中称，"此穴寒，可灸之补虚治劳；此穴热，可针之清泻出气"。尤其是取大椎穴施灸，能益气壮阳、克阴制寒、温经通脉，最善治疗感冒、发热、咳嗽、哮喘、鼻炎、盗汗、面部色斑、粉刺、皮肤过敏，颈椎病、肩背疼痛等病症。

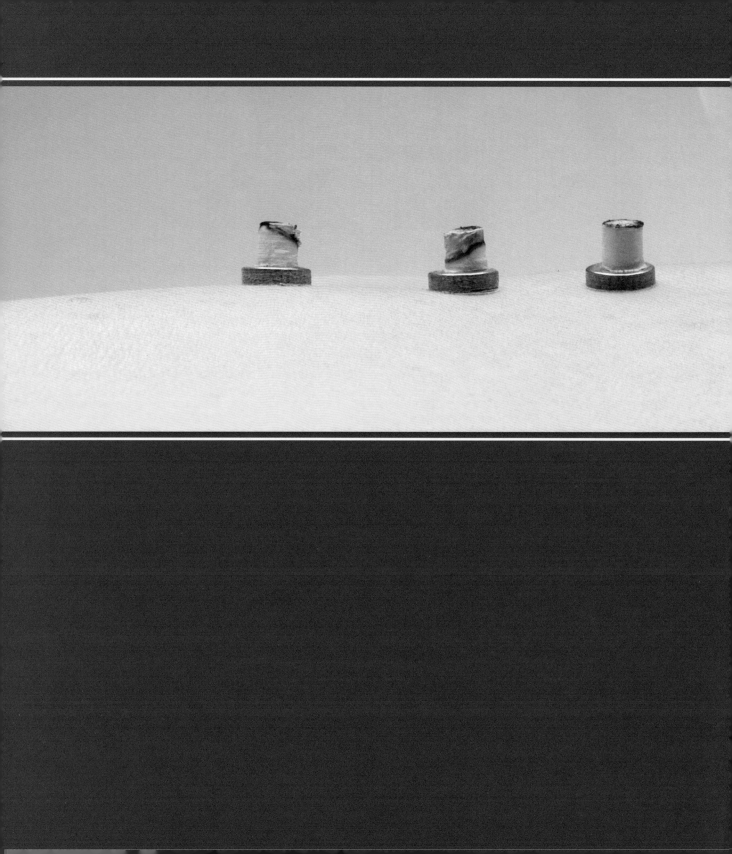

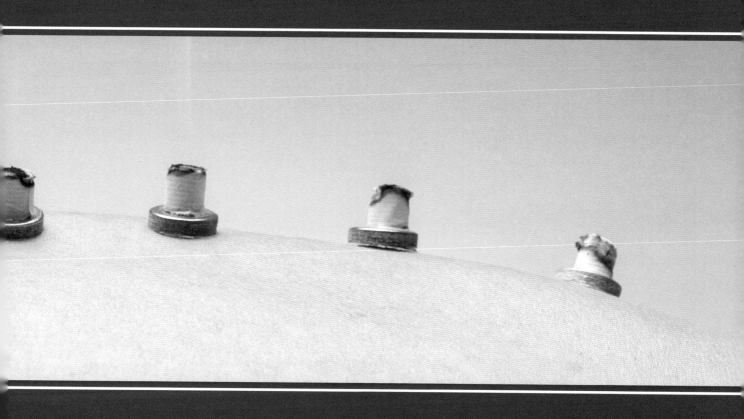

第 三 章
一年四季巧用"艾"

　　中国传统医学认为，医学和医生所能达到的最高境界是"不治已病治未病"，也就是将疾病消灭或控制在其未发生时或发生的萌芽状态。艾灸疗法就是这样一种具有养生保健效果的预防方法，众多的历史文献和临床实践都证明了灸疗具有独特的作用。

艾灸有道，顺应四时不生病

《灵枢·本神》说："智者之养生也，必顺四时而适寒暑。"就是说养生要顺应四季阴阳的变化规律，根据四季寒温的不同情况安排养生活动。当然，艾灸养生也不例外，依据四季气候的不同特点实施特定的艾灸疗法对养生才是有益的。

春季艾灸：护守四关

春季养生，中医常会说"虚邪贼风、避之有时"。此时可选择"四关"，呵护卫气、固守关防、御敌于外。

经络理论中的"四关"并非穴位的名称，而是由合谷穴和太冲穴所构成的穴位组合，它们分别位于手足背处，就如同严密固守的四个关口，时刻捍卫着机体的健康与安全，所以古人形象地将其称为"四关"。将"四关"配合应用，可调治体内一切气血之病。

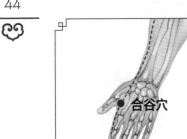

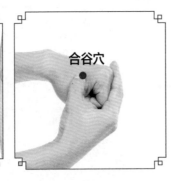

合谷穴

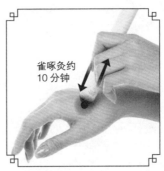

雀啄灸约
10分钟

合谷穴　　　　　　　　　　　　　　　　　　　　　　**归属：手阳明大肠经**

定位 手背，第1、第2掌骨之间，近第2掌骨中点桡侧处。

取穴 一手轻握拳，拇指、食指轻触；另一手握拳外，拇指指腹垂直下压处。

一灸见效 艾条雀啄灸10分钟左右。

辅助疗法 手指指腹用力拿捏合谷穴30~50次，可缓解日常生活中的牙痛、胃痛、头痛等。不过需要注意的是，孕妇禁用合谷穴，易导致流产。

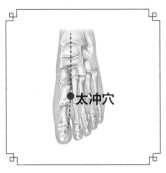 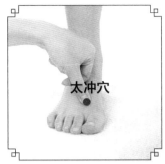 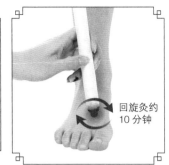

回旋灸约
10 分钟

太冲穴
归属：足厥阴肝经

定位 位于足背，第1、第2跖骨结合部前的凹陷处。

取穴 足背，沿第1、第2趾间横纹向足背上推，可感有一凹陷处即是。

一灸见效 艾条回旋灸10分钟左右。

辅助疗法 春季人体感冒多发，按揉太冲穴可以缓解感冒带来的头痛等不适，配合热水泡脚，对治疗感冒有辅助作用。

中医解穴：合谷穴、太冲穴

合者，汇聚也；谷者，食物也。合谷穴内通胃和大肠。该穴位于拇指与食指之间的虎口，从其外形来看，两个手指类似两座山，中间的虎口犹如一个山谷，故得名合谷。合谷穴为手阳明经的"原穴"，大肠经气聚居之地。脏腑中肺与大肠互为表里，经络中手足阳明经两脉连贯，所以施灸合谷穴，既可解肺气主管之表，又能疗胃肠属下之里，内外表里皆可治疗。此外，中医还有"头面合谷收"的说法，大凡头面部的不适与疾病，可取合谷穴而解。

太者，最大也；冲者，水液也。太冲穴上联于肝，而五脏中肝为将军之官、藏血之库，是气机疏泄的枢纽，为木、属春、主风，性情刚烈、不喜约束、最易动怒，所以不论外界风邪侵袭，还是体内阴血虚亏、风阳内动，都与肝息息相关。太冲穴为足厥阴经的"输穴"，肝之"原穴"，所以施灸此穴，既可补肝血之不足，又能疏肝气之失调，平衡气血阴阳之紊乱。

夏季艾灸：首选阳经

　　每年六月以后，随着气温逐渐升高，大自然开始进入一年中温度最高、五行中属"火"的夏季。特别是七、八月份的"三伏天"，更是阳光四射、暑热逼人。根据中医"春夏养阳"的理论，此时正是补益人体阳气的最佳时机。许多在秋冬季多发、易发的寒证、虚证，就可以利用这个季节上的温差变化"冬病夏治"。而"冬病夏治"除了内服或外敷某些药物外，温灸疗法也是重要的手段。

　　古人多以农耕为主，面朝黄土背朝天，因此中医将人的背部、上身归属于阳，腹部、下身归之于阴。例如，督脉、足太阳膀胱经等阳经，主要就运行于头、背、臀等部位。所以夏季养生，尤其艾灸治疗，重点选择阳经上的穴位，如督脉上的大椎穴、足太阳膀胱经上的风门穴等。

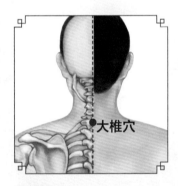 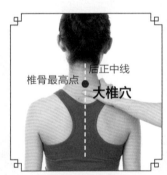 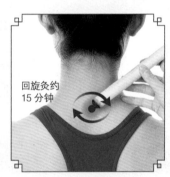

大椎穴　　　　　　　　　　　　　　　　　　　　　　　　　　　　　　　　　　**归属：督脉**

定位　后正中线上，第7颈椎棘突下与第1胸椎之间凹陷处。

取穴　颈背交界椎骨高突处椎体，下缘凹陷处。

一灸见效　艾条回旋灸15~20分钟。

辅助疗法　用掌心按揉大椎穴10~20次，以感觉温热为宜，同样能够起到缓解疲劳的作用。

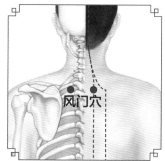 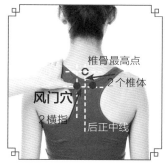 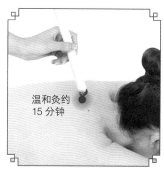

风门穴

归属：足太阳膀胱经

定位 上背部，第2、第3胸椎棘突之间，旁开1.5寸。

取穴 颈背交界处椎骨最高点向下推2个椎体，下缘旁开2横指处。

一灸见效 艾条温和灸10~15分钟。

辅助疗法 魏晋时期皇甫谧在《针灸甲乙经》中曾说过，头痛、鼻塞、打喷嚏、流鼻涕等症状，风门穴即可解决，日常刮痧或按摩，都能疏风解表。

中医解穴：大椎穴、风门穴

人的背部，尤以近头颈部阳气最盛，大椎穴便属这阳中之阳的要穴。古人称它为百劳穴，能解身体各种劳累、一切虚损，善治各种寒证、阴证、虚证。此穴具有增强身体免疫功能，提高抗病能力的作用。现代医学证明，施灸大椎穴可增加白细胞数量，尤其是以中性粒细胞升高最为明显；能增强网状内皮细胞的吞噬功能；增加免疫功能低下的小鼠的T淋巴细胞和B淋巴细胞的数量（二者参与机体免疫调节）。这更增添了大椎穴的神奇色彩。

中医将侵袭人体、诱发疾病的外因，称为"六淫"，包括风、寒、暑、湿、燥、火，"六淫之邪"以风邪为首，比如感冒，人们常称其为"伤风"。且风邪喜欢与其他病邪结伴而来，风寒、风热、风温、风湿，诸如此类即为例证。风邪侵犯人体时，肺及它所主管的皮肤、负责身体之表的足太阳经，往往首当其冲。所以风门穴是抵御各种病邪，尤其是风邪侵袭的最重要的屏障，此门一开病邪可长驱直入，此门紧闭能保身体平安。

现代疾病谱中各种过敏性疾病日见增多，如急慢性湿疹、支气管哮喘、过敏性鼻炎、皮肤瘙痒等，中医以为皆为风邪所致，所以施灸风门穴，不仅可疏风解表、宣肺透邪、抗敏止痒，还能增强和调节人的免疫功能，抵挡外邪入侵、预防疾病。

秋季艾灸：培土生金

一年四季"春暖、夏热、秋凉、冬寒"，秋季正处在夏火与冬水之间，人与自然阴阳转换之时。"秋分"恰是一个非常重要的节气，寓意天地之中阴阳各半、夏冬之分。随着夏去秋来、酷暑渐去，根据"天人相应"的原则，此时人体养生保健的重点，当从养阳向养阴过渡，为即将开始的冬令进补做好准备。由于五行中秋季属金，气候干燥、水分缺乏，最易伤肺，是呼吸系统疾病的多发季节，要预防各种疾病的发生，关键的一件事就是调益肺气，强化人体的免疫功能。

按照五行中"实者泻其子，虚者补其母"的理论，生金须培土，补肺须健脾，秋季养肺首先要健脾。通过增强脾胃的消化和吸收功能，让机体充分吸收摄取各种营养物质。一方面弥补因夏季高温和剧烈的新陈代谢造成的营养损耗和缺失，另一方面又能为严寒主藏的冬季储存好丰富的能量。所以，有慢性疾病、身体虚弱者，秋季在家时，可采用回旋灸或雀啄灸，每天施灸足三里穴、丰隆穴各20分钟，可健脾益气、止咳化痰、延年益寿。

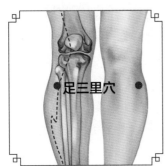

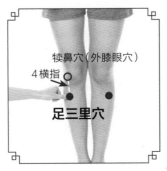

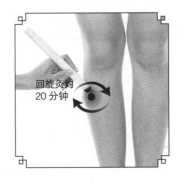

足三里穴 归属：足阳明胃经

定位 小腿前外侧，外膝眼穴下3寸，外膝眼穴和解溪穴连线上。

取穴 同侧手虎口围住髌骨外上缘，其余四指向下，中指指尖处。

一灸见效 艾条回旋灸20分钟左右。

辅助疗法 平时每天用食指或拇指按压足三里穴20~30次，以局部有较强的酸胀感为宜，可达到很好的养生保健效果。

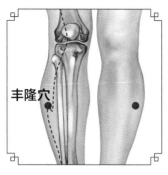 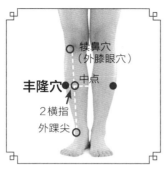 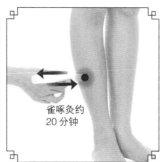

丰隆穴

归属：足阳明胃经

定位 位于足外踝上8寸（大约在外膝眼与外踝尖的连线中点）处。

取穴 犊鼻穴与外踝前缘平外踝尖处连线中点，距胫骨2横指处。

一灸见效 艾条回旋灸或雀啄灸20分钟左右。

辅助疗法 秋季，常用食指或拇指点按丰隆穴30~50次，能够达到很好的化痰、止咳、平喘作用。

中医解穴：足三里穴、丰隆穴

　　足三里穴在临床上不仅能疏经通络、消积化滞、祛风除湿、瘦身减肥，而且可健脾和胃、益气生血、防病保健、强壮身体，在日本，更有"不与不灸三里者同行"的谚语。更为奇妙的是，足三里穴能补能泻、可寒可热，具有十分奇特的双向调节作用。据实验，此穴受到刺激时，原本弛缓的胃会产生收缩，而原本紧张的胃则会变得松弛。这就是为什么中医不论泄泻、便秘，减肥、增胖，都会取足三里穴，并能获良效的主要原因。

　　丰隆穴为足阳明经的"络"穴，可沟通阳明、太阴两经，令胃、大肠、肺、脾，脏腑相通，一荣俱荣，一损俱损。因而灸此穴，既能治肺和大肠的感冒、咳嗽、咯痰、气喘、咽痛等症，又可疗脾和胃的食欲下降、营养不良、便秘、泄泻等症。

　　秋季主肺、主燥，易伤津化痰，"脾胃为生痰之源，肺为储痰之器"，故化肺中痰液，先当运胃中水谷。中医有句名言"百病多由痰作祟"，痰若化、肺自净，气可顺、血方宁。

冬季艾灸：调益任脉

冬季属阴，五行为水，主收藏，是一年中阴气弥漫、阳气微弱之时。按照传统习俗，每年的冬至（12月22日前后）到来年的立春（3月22日左右），这一时段人与自然界都处在收敛封闭、潜藏休养的状态，所以冬令进补最为相宜。虽然冬令进补包括了食补、药补等多种方法，但因艾草性热，灸为火疗，可益气壮阳、温补温通，更是一种非常值得推荐的冬令进补手段。

中医所说的进补无非就是两件事：补先天之精、益后天之气。然先天之精，由禀赋而定，所用有限；后天之气，为水谷所化，以饮食维系。因此想要维持生命，除了阳光、空气外，最离不开的就是营养，也就是所谓的后天之胃气。宋人张来说"大抵养生求安乐，亦无深远难知之事，不过寝食之间耳"。"寝"指的是睡眠休息，"食"指的是饮食营养，其中饮食营养与人的脾胃运化功能关系最为密切。所以说，冬令进补，强后天比补先天更重要，即健脾胃比益肾气更重要。

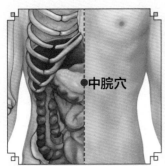

中脘穴

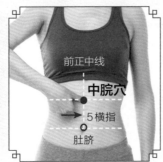

前正中线　中脘穴　5横指　肚脐

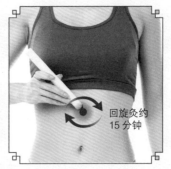

回旋灸约15分钟

中脘穴　　　　　　　　　　　　　　　　　　　　　　　　　**归属：任脉**

定位　人体上腹部，前正中线上，当脐中上4寸处。

取穴　在上腹部，前正中线上，肚脐中央向上5横指处。

一灸见效　艾条回旋灸15~20分钟。

辅助疗法　孙思邈在《千金翼方》中有"霍乱长鸣、腹痛胀满则艾灸中脘穴"的记录，平时用食指指腹按揉中脘穴30~50次，对改善消化功能有不错的效果。

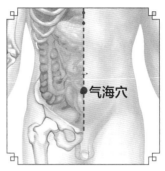 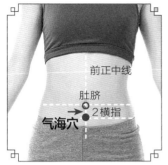 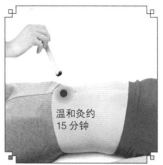

气海穴   归属：任脉

定位 位于肚脐正下方1.5寸，也就是相当于人体的正中心。

取穴 在下腹部，前正中线上，肚脐中央向下2横指处。

一灸见效 艾条温和灸15分钟左右。

辅助疗法 每天艾灸气海穴1次，对内科、男科、妇科等常见病症，有较好效果，再以食指、中指并拢，按揉气海穴50~100次，效果更好。

中医解穴：中脘穴、气海穴

　　中脘穴，又名太仓，为胃的"募"穴。古时"募"与"幕"字相通，是募集的意思。因而"募"穴是经气结聚的地方，最能反映胃的消化功能。一旦胃的受纳出现障碍，就很容易影响消化、吸收、代谢功能，导致机体营养不良、各项生理机能减弱。因而身体虚弱者冬令进补时，可选择回旋灸或雀啄灸，施灸中脘穴20分钟，以达到调胃和中、补虚益气、健脾化湿的功效。

　　"气海"乃生气之海、大气所归，肾中精元之气，皆存储汇集于此。肾中元气，接受父母先天之禀赋，又得脾胃后天的滋养，前走任脉生其阴，后走督脉壮其阳。所以灸气海穴，可益肾健脾、滋阴壮阳，令气血循环不息。

　　中医认为，气为血帅、血为气母，"有形之血难以速生，无形之气乃当急固""邪之所凑，其气必虚"，所以凡人之虚损，当补气为先。补气之穴，可先取气海穴；针与灸法，以施灸为先。冬季进补时，可选择温和灸法，每天1次，灸15分钟。

🍁 三伏三九：冬病夏治、夏病冬防

　　按照中国人的传统习俗，"三伏"通常是指一年当中最热的那一时段，分别为头伏、中伏、末伏；而"三九"则是一年当中最冷的时段，也就是农历中的一九、二九、三九的统称。中医通常会在这两个时段采取一些治疗手段，这体现了我们祖先一直倡导的"天人合一"的哲学思想，是一种极为朴素的自然疗法，从某种意义上说是环境医学、气象医学的初级运用。

　　中医认为，人体与自然界中的阳气，生于春、旺于夏、收于秋、藏于冬。所以"三九"严寒时节，是大自然中阳气最弱、阴气最盛之时，此时施灸正好利用了冬季万物收藏的自然原理，用艾灸来益气壮阳、祛阴散寒、滋补强身。而"三伏"暑热难熬，是大自然中阳气最旺、阴气最弱之时，人的皮肤腠理开放，体内新陈代谢旺盛。此时施灸既能借助夏季炎热的气候环境，祛除体内的阴寒之邪，又有利于药物的快速渗透与吸收。这就是中医中最为著名的"夏病冬防""冬病夏治"理论。

　　每年的三伏天和三九天，许多医院的中医科、针灸科，常常是门庭若市、热闹非凡，越来越多的人积极响应"三伏灸"和"三九灸"。简单来说，"三伏灸"和"三九灸"就是在一年中特定的日期进行的一种艾灸疗法，将有刺激性的药物敷贴在人体的穴位上。

　　在"三伏""三九"这种特殊时期的艾灸治疗，中医师还常会提醒患者，必须注意适当忌口，如不宜大量进食海鲜、鸭肉、鹅肉、苦瓜、西瓜等食材，以免耗气伤阳、影响疗效。

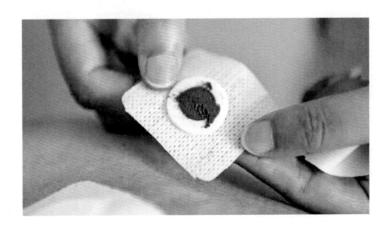

◀三伏灸、三九灸又名冷灸，这种方法不同于艾条灸和艾炷灸，不用火，而是在特定穴位贴上中药，以达到灸治的效果。

如果没有时间或不想去医院，可以自行购买三伏贴、三九贴，在家调理身体。但并非所有病症都适合灸疗，"三伏灸""三九灸"的时间也并非越长效果越好，一定要根据医生的诊断来确定。具体的病症及敷贴穴位详见下表。

灸疗	三伏灸	三九灸
主治病症	支气管哮喘、慢性支气管炎、过敏性鼻炎、慢性咳嗽、慢性胃肠炎、消化不良、溃疡病、慢性腹泻、风湿与类风湿性关节炎、强直性脊柱炎、骨质增生、颈肩腰腿痛等冬季或寒冷时较易发作的疾病	身体疲乏、功能虚弱之人，众多慢性疾病、关节退行性病变、胃肠道疾病、面瘫等冬季高发性疾病
禁忌人群	孕妇、心脏病患者、阴虚火旺体质者、皮肤严重过敏者	孕妇，心脏病患者，瘢痕体质者，肺结核、支气管扩张等病症的患者
敷贴时间	头伏第一天 中伏第一天 末伏第一天	一九第一天 二九第一天 三九第一天
当天最佳时间	中午12点最佳 上午10~11点次之	中午12点最佳 上午10~11点次之
敷贴穴位	大椎穴、膏肓穴、肺俞穴等穴位	大椎穴、风门穴、命门穴、肺俞穴、心俞穴、中脘穴、神阙穴、气海穴、足三里穴、三阴交穴、涌泉穴等穴位

"艾"保健，并非只用"灸"

中国人使用艾草可谓是源远流长、方式多样，并非只有艾绒燃灸这单一方法。例如，艾叶内服，可制成青团等美味佳肴。艾叶外用，制成香囊，佩戴在衣物上，可养生保健。即便是艾叶燃烧产生的艾烟，熏屋亦可消毒杀菌、预防瘟疫。用艾叶燃烧后留下的艾灰外敷伤口，能止血、消炎。从艾叶中提炼出来的精油，更是高档养生馆中的水疗珍品。

艾叶泡脚，行气活血

泡脚前，可先准备50克新鲜艾草，或30克干艾草。等水烧开后放入艾草，再煮上15分钟，倒入保暖性能较好的木脚盆，等水温适宜时，将脚浸泡入盆中。每次泡脚的时间最好控制在30分钟左右，可同时按摩脚部。泡脚时额头若微微出汗效果更好。泡完脚后，用干净的毛巾将脚立即擦干，及时穿上袜子，以免脚部受凉。最后再喝上一杯热饮，以促进气血的流动。

艾叶洗浴，洁肤美容

艾叶水洗浴，对感冒、湿疹、毛囊炎等症，具有很好的治疗作用，有助于改善皮肤的新陈代谢，可养颜美容。据传，慈禧就曾使用艾叶水护肤美白。尤其是产后用艾叶洗浴者，与不用艾叶洗浴的产妇相比，皮肤清洁度高、感染率降低。艾叶水洗浴还能缓解因分娩造成的疲劳。浴后产妇普遍精神舒畅、睡眠加深、排便正常、体力快速恢复。产妇洗浴时可取50~100克新鲜艾叶，用沸水泡10分钟，然后将艾叶取出，加水调至适宜温度，淋浴即可。待伤口完全愈合后方可盆浴。

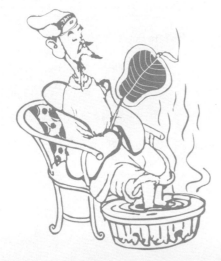

◀人之有脚，犹似树之有根；树枯根先竭，人老脚先衰。用艾叶泡脚，可行气活血，延年益寿。

🍃 艾叶制衣，抗菌抑菌

有人将天然艾草与其他纤维相结合，制成了含有艾草天然成分的抗菌纤维，随后织成保暖内衣。它有别于银、铜、锌等无机抗菌剂纤维，具有良好的抗菌抑菌效果，即使经过多次水洗和染色后，效果也不会丢失，也不会对环境和人体造成危害。而且这种艾草抗菌纤维，以天然再生纤维为基材，具有良好的吸湿透气性，手感柔软，触感舒适，做成的面料舒适度高，滑爽悬垂性好。

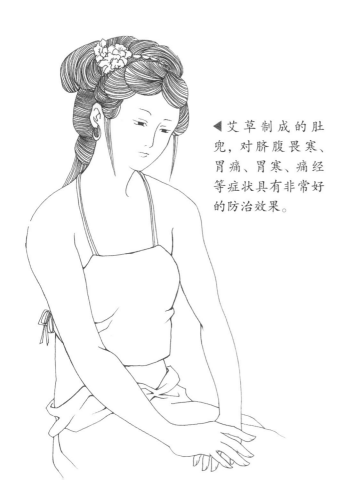

◀艾草制成的肚兜，对脐腹畏寒、胃痛、胃寒、痛经等症状具有非常好的防治效果。

🍃 艾烟燃熏，空气消毒

艾叶烟熏，始于远古时代，迄今已有几千年的历史，是一种非常简便易行的预防瘟疫的方法。在中国古代文献中，就有不少采用艾叶烟熏治疗和预防疾病的记载。春秋时期的《庄子》中称"越人薰之以艾"，孔璠之《艾赋》中称"奇艾急病，靡身挺烟"，孙思邈在《备急千金要方》中把熏烟防疫作为主要的防疫方法之一。

实验证明，用艾叶烟熏，对腺病毒、鼻病毒、流感病毒和副流感病毒有抑制作用。所以冬春季用艾烟燃熏，能杀灭空气中的细菌和病毒，预防感冒；夏秋季艾烟燃熏，能抑制虫卵滋生。

现在有不少医院，也会将艾烟用于室内空气消毒，减少医源性细菌的传播，控制院内交叉感染。大多数的化学灭菌剂，虽然杀菌力较强，但都有一定的副作用，因此在新生儿病房等地方，使用化学消毒剂会受到一定的限制，在许多医院的儿科病室，用艾叶烟熏对室内进行空气消毒已有多年，且效果理想。艾烟燃熏时，先封闭门窗，在15平方米的屋内，可点燃3支艾条，2小时后开窗通风换气。

艾灰是药，功效奇特

艾绒燃烧后所留下的艾灰，也是一味极好的中药，具有消炎、活血、止血、消肿、止痛、收敛、止痒、干燥伤口等功能，可治疗多种皮肤疾病。当伤口出血、渗液时，将艾灰撒在伤口上，可吸收血液或渗出液，然后紧紧地黏附在伤口上，保持创面的干燥，并在皮肤表面形成一道"微膜"屏障，阻止病菌的侵害，从而很好地起到保护伤口的作用，有利于伤口的愈合。由于使用艾灰后，伤口感染的概率大大降低，没有感染的皮肤就不容易形成瘢痕。

艾灰的作用非常广泛，患脚气时，在患处涂抹艾灰，可杀菌止痒。皮肤起痘痘、红肿时，抹上点艾灰，可消肿除痘。用艾灰和蛋清、牛奶、蜂蜜制成面膜，均匀涂抹于脸上，能让皮肤细腻、洁白、透亮。在洗面奶里加少许艾灰，可清洁皮肤，缓解湿疹、疮疡。

艾灰还是天然的除味剂，用小的布袋子装起来，放在厕所、厨房或冰箱里，能起到消除异味的作用。有的人脚出汗比较多，在脱下来的鞋里放上艾灰包，具有非常明显的吸湿效果。

▶艾灰一般呈灰色，绵软细腻。涂抹于伤口和皮肤上的艾灰最好单独烧存，以免被污染，影响伤口愈合。

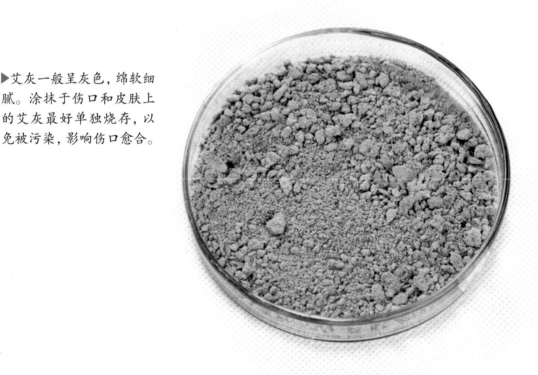

🍃 艾草精油，芳疗佳品

研究发现，艾叶精油中含有多种微量元素，具有促进血液循环，增强机体免疫功能，抗菌、抗病毒，平喘、止咳、祛痰，抗凝血、镇痛、止血等作用，可调理女性的月经周期，缓解月经不调、痛经、带下异常等病症。使用时，可将适量的艾草精油与芳香疗法中的基础底油混合，以手法按摩的方式，涂抹在所需部位，直至被皮肤完全吸收。

痛经

艾草精油5滴，滴于下腹部，再配合手法按摩，通过促进腹部的血液循环，缓解腹部的疼痛。

肩周炎

艾草精油10滴，滴于肩颈部，再采用手法按摩，以缓解肩颈部的酸痛。

咳嗽痰多

艾草精油2滴，滴于喉部；再取5滴，滴于胸部。进行按摩，可以化痰止咳。

促进消化

艾草精油5滴，滴在上腹部，进行按摩，以改善消化功能。

提升免疫力

艾草精油20滴，滴于脊柱两侧及尾椎部位，配合按摩；再各取艾草精油5滴，滴于两足底，并配合脚底按摩，以提升机体的免疫力。

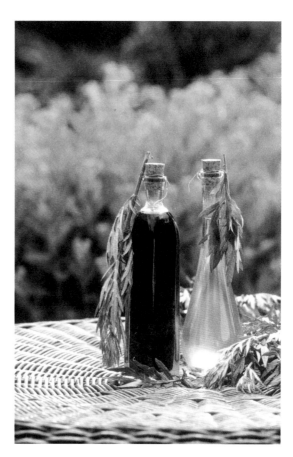

▲艾草精油多为淡绿色和墨绿色，装于玻璃瓶中密封遮光保存，可有效防止精油氧化和变质。

艾能制膳，饮食调摄

很少有人知道，艾草最常见的使用方式就是食用。例如，清明前后中国人的时令食品——青团，就是由新鲜艾叶切碎和面所制作的一道特色小吃。除了青团外，艾草还可制作出药食两宜的各种美味佳肴。

艾姜蛋

配方 艾叶10克，生姜15~30克，鸡蛋2个。

制作 先将艾叶、生姜、鸡蛋放入锅中，加入适量水煮熟鸡蛋。去壳取蛋放回锅中，去除药渣，再煮片刻即可。饮汁吃蛋。

功效 温中散寒、通络止痛。主治脘腹冷痛、经行腹痛等病症。

艾叶母鸡汤

配方 艾叶15克，生姜3片，老母鸡1只，食盐适量。

制作 将老母鸡去内脏，处理干净，同艾叶、生姜一起炖汤，加食盐调味，分2~3次食用。

功效 补气摄血、健脾宁心，适用于女子气虚无以摄血，所致月经过多、心悸怔忡、失眠多梦、少腹冷痛等症。

艾叶鸡蛋汤

配方 艾叶15克，鸡蛋1个。

制作 将艾叶浓煎取汁，打入鸡蛋煮汤。空腹服，每天1次，连服1个月。

功效 养血、安胎，主治习惯性流产。

艾叶肉圆

配方 艾叶、猪肉、姜末、食盐、花生油、面粉、鸡蛋各适量。

制作 先将艾叶和猪肉分别剁碎，再加入适量的食盐、姜末、花生油、面粉、鸡蛋搅拌调匀，加工成肉圆或肉饼后，煮、煎、蒸均可。

功效 健脾、开胃、安神。

艾叶红糖饮

配方 艾叶、红糖各15克，生姜5片，大枣5枚。

制作 将以上各味加水同煎，代茶饮。

功效 祛寒湿、温经脉，主治寒湿凝滞型痛经。

艾叶姜茶

配方 艾叶6克，生姜2片。

制作 将以上二味同煮，去渣，代茶饮。

功效 温中散寒，主治因寒湿所致的急性肠胃炎，表现为肠鸣、腹痛、水泻等病症。

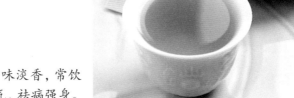

▶艾草茶色绿，味淡香，常饮可升提人体阳气，祛病强身。

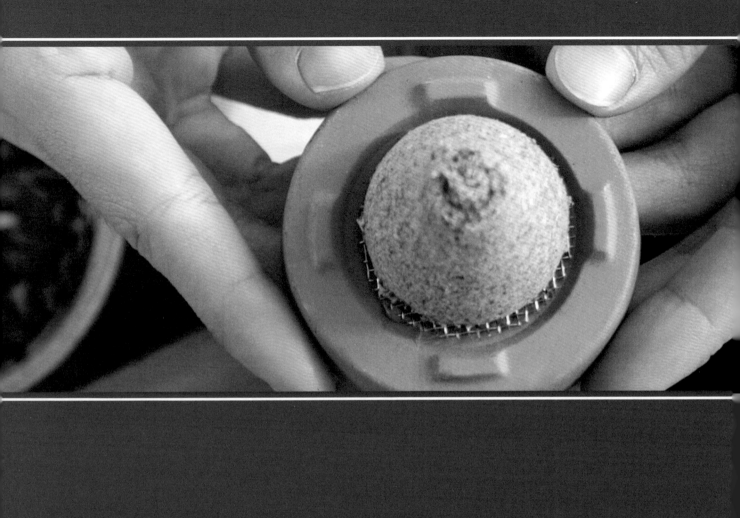

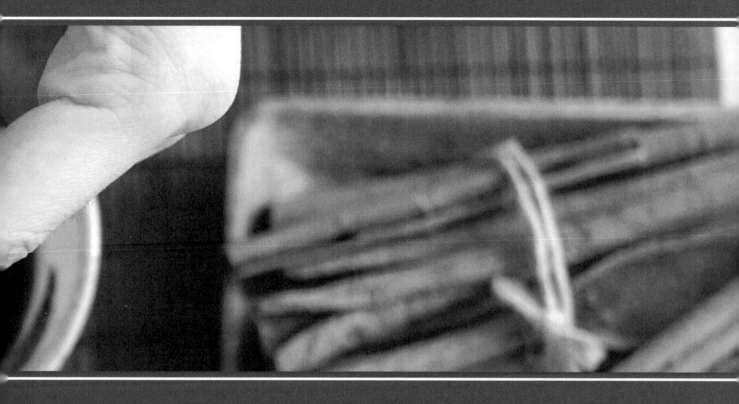

第 四 章
艾灸祛寒扶阳病自消

在汉字中，"疾"是"病"字头里藏个"矢"，矢是箭，因此"疾"意味着由外而伤，而"病"是"病"字头里含个"丙"，丙属火，所以"病"表明内有（心）所损，"疾""病"二字相合在现代语境中概括了各种身心病症。但无论是疾还是病，都有轻重大小，均有由小而轻变成大而重的发展过程。

中医称"正气存内，邪不可干""邪之所凑，其气必虚"，所以不论大疾小病，不外乎正气虚弱、病邪侵袭二种。而在这诸多疗法之中更亲民、更接地气，可扶正达邪者，莫过于灸法。艾之药效、灸之温热，可入孔穴，传输经络，直达五脏六腑、十二经脉，循环全身。

灸护筋骨，快速止痛

艾草性热，灸本属火，所以艾灸疗法具纯阳之性，能通十二经、走三阴，理气血、逐寒湿，并以温通、温补最为见长，具有解除疼痛的功效。

颈椎病 疏经通络，活血止痛

颈椎病是一种由颈椎间盘退行性改变、颈椎骨质增生，导致神经、血管受到刺激或压迫，出现的一系列功能障碍的临床综合征。症状复杂、类型多样，如颈型、神经根型、椎动脉型、交感神经型和脊髓型颈椎病。

病 因

中医认为，该病的内因为气血不足、筋骨虚弱，或气滞血瘀、经脉痹阻。外因则是机体遭受风、寒、湿诸邪的侵袭。

治 则

疏经通络，活血止痛

采用艾灸治疗，临床上最常见且治疗比较有效的主要为颈型、神经根型、椎动脉型颈椎病。脊髓型颈椎病，因病势较为凶险，治疗以手术为主。

颈型、神经根型、椎动脉型这三型颈椎病，以肌肉韧带、神经根、椎动脉受压刺激为主，患者多疼痛、眩晕，关节活动较为僵硬。中医一般"以痛为腧""以病为腧"，首先选择颈椎两侧及压痛部位，作为"阿是穴"。行走于颈肩部的经络，主要为督脉和手三阳经，故还可按照"循经取穴"的原理，再选取督脉和手三阳经的风池穴、风府穴、大椎穴、肩井穴、天宗穴等穴位，以疏经通络、活血止痛。

疗 程

施灸时，先将艾条点燃，置于穴位上方3厘米处，每穴各灸15分钟，每天1次，10天为1个疗程，中间可休息2~3天。若以艾灸罐、艾灸盒、温灸仪施灸时，可将艾绒和掺加的药物装入盛具内，点燃后置于穴位或病变位置上方熨灸，以直到肌肤出现红润为度。

阿是穴	风府穴	风池穴

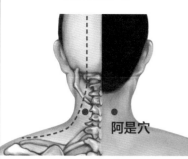 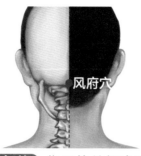 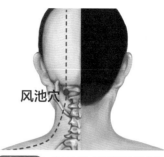

阿是穴

风府穴

风池穴

定位 随病而定，多位于病灶附近，也可在与其距离较远的部位，没有固定位置。

定位 位于枕骨粗隆直下，两侧斜方肌之间的凹陷中。

定位 位于枕骨下后发际上1寸，胸锁乳突肌与斜方肌上端之间的凹陷处。

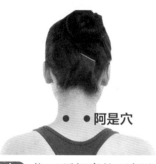 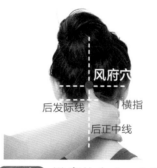 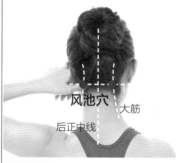

阿是穴

风府穴
后发际线　1横指
后正中线

风池穴　大筋
后正中线

取穴 位于颈部脊柱两侧和压痛点处。

取穴 沿脊柱向上，入后发际上1横指处。

取穴 正坐，后头骨下两条大筋外缘陷窝中，与耳垂齐平处。

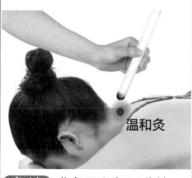 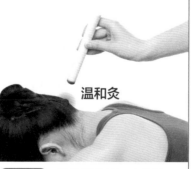 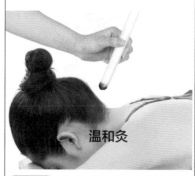

温和灸

温和灸

温和灸

灸法 艾条温和灸15分钟。

灸法 艾条温和灸15分钟。

灸法 艾条温和灸15分钟。

大椎穴	肩井穴	天宗穴
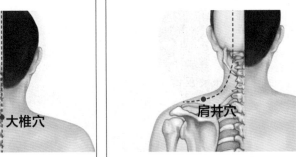	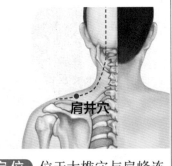	

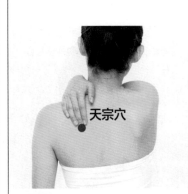

大椎穴

定位 后正中线上,第7颈椎棘突下与第1胸椎之间凹陷处。

肩井穴

定位 位于大椎穴与肩峰连线的中点。

天宗穴

定位 在背部,位于肩胛冈下窝的中央。

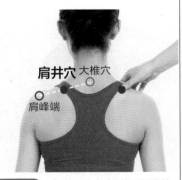

取穴 颈背交界椎骨高突处椎体,下缘凹陷处。

取穴 先找到大椎穴,再找到锁骨肩峰端,二者连线中点处。

取穴 以对侧手,由颈下过肩,手伸向肩胛骨处,中指指腹所在处。

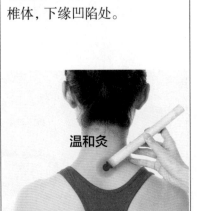

温和灸

灸法 艾条温和灸15分钟。

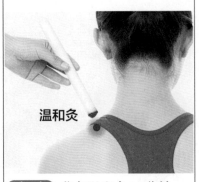

温和灸

灸法 艾条温和灸15分钟。

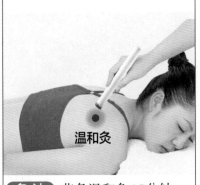

温和灸

灸法 艾条温和灸15分钟。

随症加灸

神经根型颈椎病

除了颈肩部酸痛、颈部关节活动不利外，神经根型颈椎病还常伴有上肢直至手指的手臂麻木、感觉减退、握力减弱、肌肉萎缩等神经根受压的现象。

曲池穴	列缺穴	合谷穴

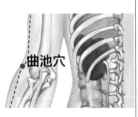 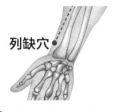 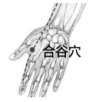

定位 在肘部，尺泽穴与肱骨外上髁连线的中点处。

定位 位于桡骨茎突上方，腕横纹上 1.5 寸。

定位 手背，第 1 与第 2 掌骨之间，近第 2 掌骨中点桡侧处。

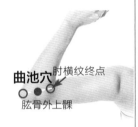 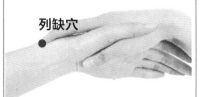 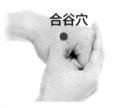

取穴 正坐，轻抬手臂，当肱骨外上髁与肘横纹终点连线的中点处。

取穴 两手虎口相交，一手食指压另一手桡骨茎突上，食指指尖到达处。

取穴 一手轻握拳，拇指、食指轻触，另一手握拳外，拇指指腹垂直下压处。

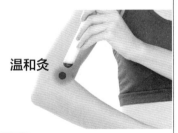 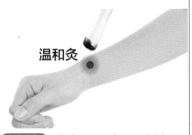 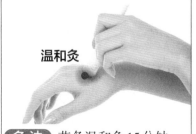

灸法 艾条温和灸 15 分钟。

灸法 艾条温和灸 15 分钟。

灸法 艾条温和灸 15 分钟。

椎动脉型颈椎病

其症状临床上以头痛、眩晕、恶心、呕吐、记忆力下降、颈部活动受限等异常为主，其发作或症状加重大多与颈部转动有关。

百会穴	三阴交穴	太溪穴
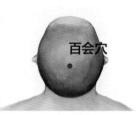	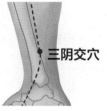	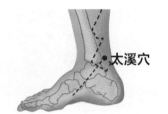
定位 在头部，前发际正中直上5寸。	**定位** 位于小腿内侧，当足内踝尖直上3寸，胫骨内侧缘后方。	**定位** 在踝区，内踝尖与跟腱之间的凹陷中。
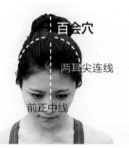	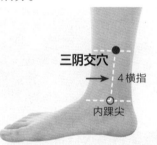	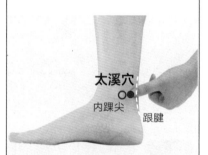
取穴 在头部正中线上，两耳尖连线的中点处。	**取穴** 手四指并拢，小指下缘靠内踝尖上，食指上缘所在水平线与胫骨后缘交点处。	**取穴** 坐位垂足，由足内踝向后推至与跟腱之间凹陷处。
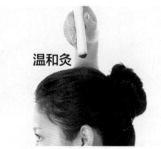	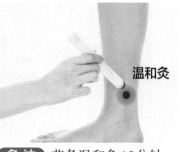	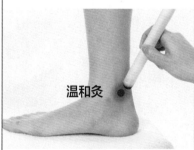
灸法 艾条温和灸15分钟。	**灸法** 艾条温和灸15分钟。	**灸法** 艾条温和灸15分钟。

随症加灸

交感神经型颈椎病

该病常会出现头痛、头晕、眼花、耳鸣、手麻、胸痛、心悸、口干、失眠多梦、多汗潮红、情绪烦躁、血压不稳等交感神经紊乱症状。

心俞穴	肝俞穴	太冲穴

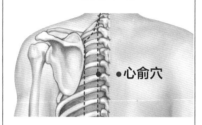 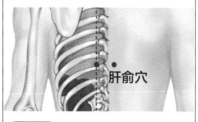 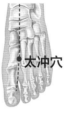

定位 在脊柱区，第5胸椎棘突下，后正中线旁开1.5寸。

定位 在脊柱区，第9胸椎棘突下，后正中线旁开1.5寸。

定位 位于足背，第1、第2跖骨结合部前的凹陷处。

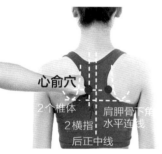 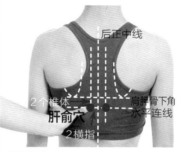 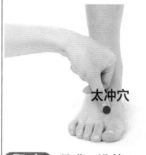

取穴 肩胛骨下角水平连线与脊柱相交椎体处，往上推2个椎体，后正中线旁开2横指处。

取穴 肩胛骨下角水平连线与脊柱相交椎体处，往下推2个椎体，后正中线旁开2横指处。

取穴 足背，沿第1、第2趾间横纹向足背上推，可感有一凹陷处即是。

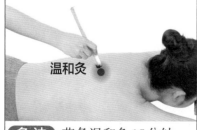 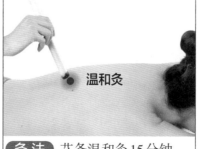 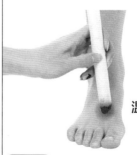

灸法 艾条温和灸15分钟。

灸法 艾条温和灸15分钟。

灸法 艾条温和灸15分钟。

肩周炎 疏风散寒，化湿通络

肩周炎全称为"肩关节周围组织炎"，是一种主要发作于肩关节周围肌肉、肌腱、滑囊等软组织部位，范围较广的退行性病变和慢性无菌性炎症。在临床上表现为：肩部疼痛，尤以夜间安静时为重；患病后整个上臂活动明显受限，严重者根本无法自行洗脸、梳头、穿衣、上举；最后肩部出现肌肉痉挛、紧张、僵硬、萎缩症状。此病在50岁左右人群中较多见，故日本学者称其为"五十肩"。该病因发作后，肩胸关节僵硬、活动受限，如同被冻住一般，所以又被称为"冻结肩""肩凝症"。

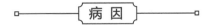
病 因

此病是风、寒、湿等邪相互作用的结果，因病发于肩，而得名"漏肩风"。这三邪中风气盛者为行痹，以游走性疼痛为主；寒气盛者为痛痹，以剧烈疼痛为特征；湿气盛者为着痹，以固定黏着为代表。

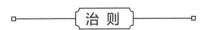
治 则

疏风散寒，化湿通络

该病大多发作于肩周附近，由风、寒、湿病邪侵袭，引发气血痹阻所致，常见关节粘连、疼痛、僵硬、难动等不适。"通者不痛、不通者痛"，所以首先可取肩周的"阿是穴"施灸，疏风、散寒、化

湿，通其经络、止其疼痛。此外，肩周部位以阳经分布居多，侵袭病邪之中以寒湿为重，并兼有瘀血阻滞，可取手三阳经位于肩颈部位的诸多穴位施灸，以达温阳散寒、行气活血、祛除病邪之效。

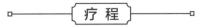
疗 程

在临床上，肩周炎以使用隔姜灸效果更好。施灸前先将艾绒搓成如蚕豆大小的艾炷，再将鲜姜切成直径3厘米，厚度0.5厘米的薄片，中间以针刺数孔备用。随后把姜片置于所灸部位，艾炷在姜片上点燃，等艾炷燃尽后，再换炷施灸，每次灸5壮，每天1次，10次为1个疗程。艾条悬灸局部时，每穴10~15分钟，每天1次，10次为1个疗程。

▼肩周炎以隔姜灸效果更好。艾灸过程中若感觉烫，将姜片提起后再放于肩中俞穴，可重复数次。

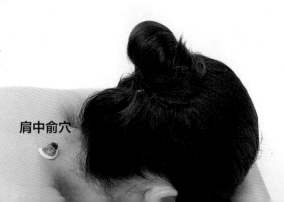

肩中俞穴

阿是穴	肩中俞穴	肩井穴	肩外俞穴
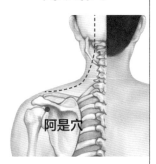	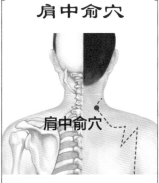	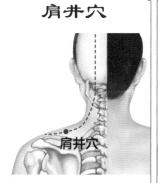	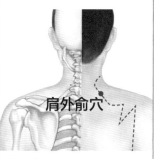
定位 多位于病灶附近，也可在与其距离较远的部位，没有固定位置。	**定位** 在脊柱区，第7颈椎棘突下，后正中线旁开2寸。	**定位** 位于大椎穴与肩峰连线的中点。	**定位** 在脊柱区，位于第1胸椎棘突下，后正中线旁开3寸。
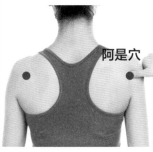	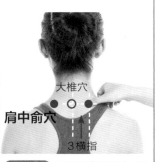	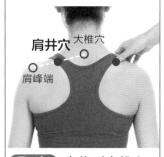	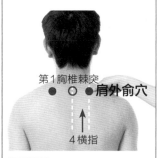
取穴 位于肩关节周围的各个压痛点。	**取穴** 后颈部最突起椎体旁开3横指处。	**取穴** 先找到大椎穴，再找到锁骨肩峰端，二者连线中点处。	**取穴** 找到第1胸椎棘突，旁开4横指处。
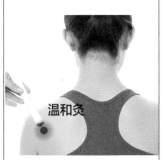	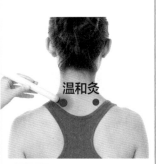	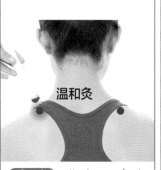	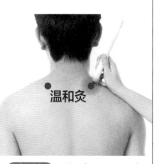
灸法 艾条温和灸10~15分钟。	**灸法** 艾条温和灸10~15分钟。	**灸法** 艾条温和灸10~15分钟。	**灸法** 艾条温和灸10~15分钟。

肩髎穴	肩髃穴	肩贞穴	臂臑穴
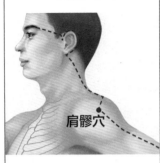	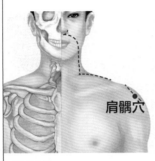	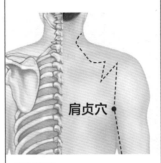	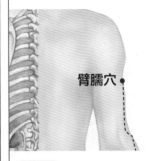
定位 位于肩峰后下方，当上臂平举时，肩后部呈现凹陷处。	**定位** 位于锁骨肩峰端下缘，当上臂平举时呈现的凹陷处。	**定位** 在肩关节后下方，当上臂内收时，腋后纹头上1寸。	**定位** 位于上臂肘上7寸，三角肌下端的上方。
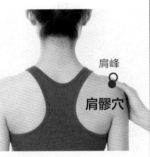	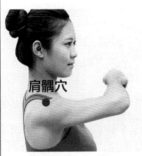	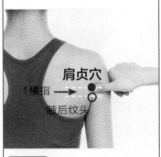	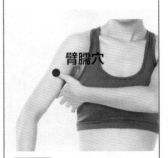
取穴 外展上臂，肩峰后下方凹陷处。	**取穴** 屈肘抬臂与肩同高，另一手中指按压肩尖下，肩前呈现凹陷处。	**取穴** 正坐垂臂，从腋后纹头向上1横指处。	**取穴** 屈肘紧握拳，使三角肌隆起，三角肌下端偏内侧按压有酸胀感处。
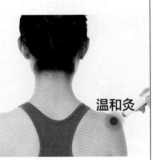	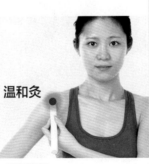	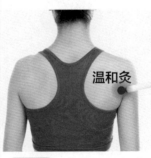	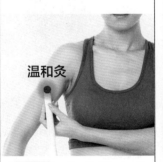
灸法 艾条温和灸10~15分钟。	**灸法** 艾条温和灸10~15分钟。	**灸法** 艾条温和灸10~15分钟。	**灸法** 艾条温和灸10~15分钟。

类风湿性关节炎简称类风关，该病属于一种病因尚未明了的自身免疫性疾病，多发于人体的小关节，呈现有对称性、多关节、慢性、非特异性炎症等发病特点。此病还伴有关节外的其他脏器组织损害，例如心肌炎、肺纤维化、脾肿大、周围神经炎等。此病在各年龄段人群中都可发病，但以30~60岁，特别是45岁左右年龄段的人最多，以女性居多。且女性的病情一般都较男性进展得快，临床表现也更为严重一些。

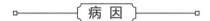

病 因

到目前为止，类风湿性关节炎这类自身免疫性疾病，都属于临床上的顽症、重症、疑难之症。中医认为，导致该病的主要原因，是素体阳虚、表卫不固，令风、寒、湿等病邪时常乘虚而入，阻滞经络，导致气血痹阻。

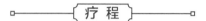

疗 程

类风湿性关节炎，以关节肿痛、畸形为主要特征。寒主痛、湿主肿，因而施灸此病，最好选择含有一些中药成分的药艾条，每天1次或2次，每次灸30分钟。或采用隔姜灸、隔附子饼灸，每天1次，每穴5~7壮。

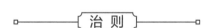

治 则

通阳散寒，扶正达邪

治疗该病，首先要益气通阳、扶正达邪，可取督脉的大椎穴、命门穴，足太阳经的大杼穴、肾俞穴、委中穴，足阳明经的足三里穴，足少阳经的绝骨穴，再配以任脉的关元穴，培补元气。由于此病在骨，可重点施灸足太阳经的肾俞穴，八会穴中的骨会——大杼穴，髓会——绝骨穴。

"艾"心提示

艾灸的同时饮桂枝伸筋水（桂枝10克，桑枝12克，伸筋草15克，老鹳草15克，将这四味药一起煮水），可祛风除湿、舒筋活络，对缓解疼痛效果显著。

大椎穴	命门穴	大杼穴	肾俞穴
	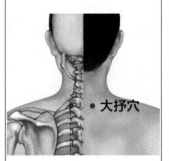	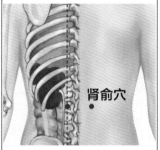	

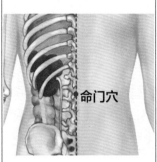

大椎穴

定位 后正中线上，第7颈椎棘突下与第1胸椎之间凹陷处。

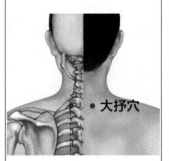

命门穴

定位 位于腰部，后正中线上，第2、第3腰椎棘突间。

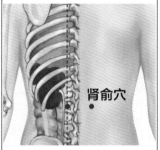

大杼穴

定位 位于第1胸椎棘突下，后正中线旁开1.5寸。

肾俞穴

定位 位于第2腰椎棘突下，后正中线旁开1.5寸处。

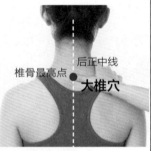

椎骨最高点　后正中线　**大椎穴**

取穴 颈背交界椎骨高突处椎体，下缘凹陷处。

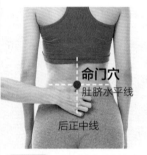

命门穴
肚脐水平线
后正中线

取穴 肚脐水平线与后正中线交点处。

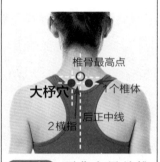

椎骨最高点
大杼穴 　1个椎体
2横指　后正中线

取穴 颈背交界处椎骨最高点向下推1个椎体，下缘旁开2横指处。

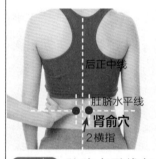

后正中线
肚脐水平线
肾俞穴
2横指

取穴 肚脐水平线与脊柱相交椎体处，后正中线旁开2横指处。

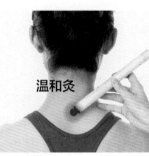

温和灸

灸法 艾条温和灸30分钟。

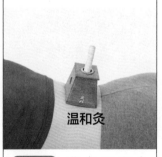

温和灸

灸法 艾条温和灸5~7壮。

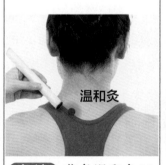

温和灸

灸法 艾条温和灸30分钟。

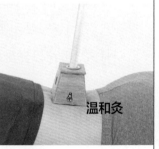

温和灸

灸法 艾条温和灸30分钟。

委中穴	足三里穴	绝骨穴	关元穴
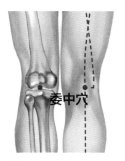	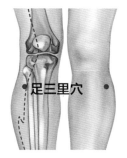	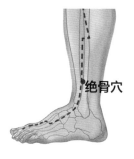	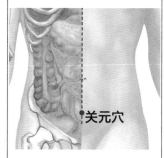
定位 在膝后区，腘横纹中点，股二头肌肌腱与半腱肌肌腱的中间。	**定位** 小腿前外侧，外膝眼穴下3寸，外膝眼穴和解溪穴连线上。	**定位** 位于小腿外侧，外踝上3寸，腓骨前缘。	**定位** 在下腹部，脐中下3寸，前正中线上。
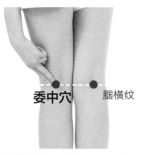	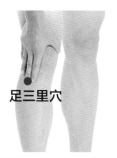	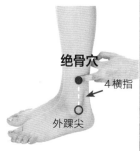	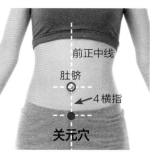
取穴 膝盖后，腘横纹中点凹陷处。	**取穴** 同侧手虎口围住髌骨外上缘，其余四指向下，中指指尖处。	**取穴** 小腿外侧部，外踝尖上4横指，腓骨前缘凹陷处。	**取穴** 在下腹部，前正中线上，肚脐中央向下4横指处。
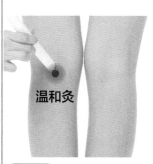	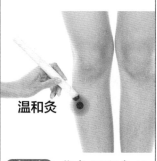	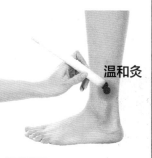	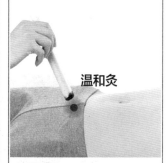
灸法 艾条温和灸30分钟。	**灸法** 艾条温和灸30分钟。	**灸法** 艾条温和灸30分钟。	**灸法** 艾条温和灸30分钟。

腰肌劳损 行气活血，舒筋活络

腰肌劳损为腰部肌肉、筋膜、韧带等软组织的慢性损伤。在慢性腰痛中，除了腰椎骨性病变外，大多属于这种软组织劳损。其主要表现为：腰部或腰骶部反复性疼痛，并可随着气候或工作强度的变化时轻时重。该病急性发作时，腰部可出现肌肉痉挛，局部有明显压痛点，伴有脊椎侧弯、活动受限等异常。部分患者尚有下肢牵拉性疼痛，但一般无下肢神经受压的表现。

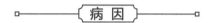
病因

腰部急性损伤后，没有及时休息和治疗，或治疗失误；平时体位使用不当，如长期弯腰工作，睡觉床垫过软等；腰骶椎先天性的发育畸形等，都会引发腰部的劳损。

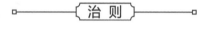
治则

行气活血，舒筋活络

中医认为，腰为肾之府，脊为肾之路，而且腰部软组织劳损的发病部位，大多位于督脉和足太阳经的循行路线，因而此病不是肾气虚弱，就是经脉阻滞。治疗该病，急性发作时，平时可施灸腰部疼痛处的阿是穴，行气活血、舒筋活络，以缓解肌肉的痉挛，减轻疼痛。还可沿着第1腰椎以下各条经脉的循行路线，依次施灸督脉的命门穴、腰阳关穴，足太阳经的肾俞穴、志室穴、气海俞穴、八髎穴、委中穴等穴位，以疏风散寒、温经通络、益肾止痛。

疗程

腰肌劳损多为慢性疾病，采用艾条温和灸效果较好，按照疗程的方式来施灸。一般每穴10~15分钟，疼痛较重时可以适当增加时间，每天1次，10天为1疗程。

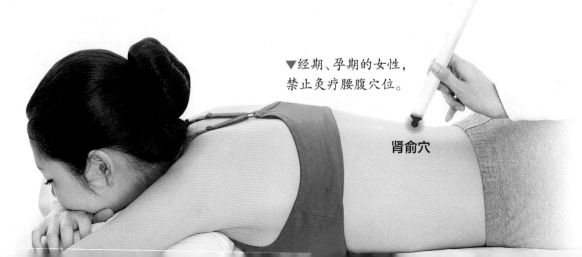

▼经期、孕期的女性，禁止灸疗腰腹穴位。

肾俞穴

阿是穴	命门穴	腰阳关穴	肾俞穴

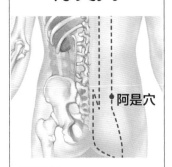

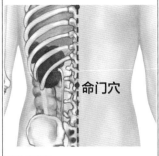

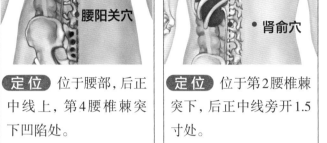

阿是穴

命门穴

腰阳关穴

肾俞穴

定位 多位于病灶附近，也可在与其距离较远的部位，没有固定位置。

定位 位于腰部，后正中线上，第2、第3腰椎棘突间。

定位 位于腰部，后正中线上，第4腰椎棘突下凹陷处。

定位 位于第2腰椎棘突下，后正中线旁开1.5寸处。

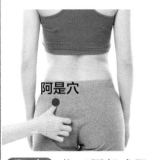

阿是穴

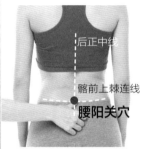

命门穴
肚脐水平线
后正中线

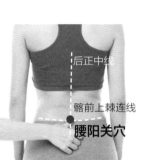

后正中线
髂前上棘连线
腰阳关穴

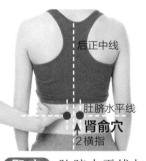

后正中线
肚脐水平线
肾俞穴
2横指

取穴 位于腰部或腰骶部软组织的压痛点。

取穴 肚脐水平线与后正中线交点处。

取穴 两侧髂前上棘连线与后正中线交点处，可触及一凹陷处即是。

取穴 肚脐水平线与脊柱相交椎体处，后正中线旁开2横指处。

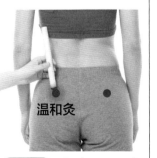

温和灸

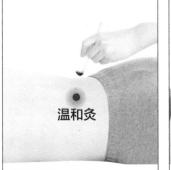

温和灸

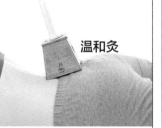

温和灸

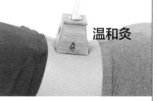

温和灸

灸法 艾条温和灸10~15分钟。

灸法 艾条温和灸10~15分钟。

灸法 艾条温和灸10~15分钟。

灸法 艾条温和灸10~15分钟。

志室穴

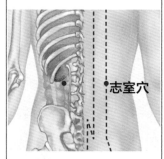

定位 位于第2腰椎棘突下，后正中线旁开3寸处。

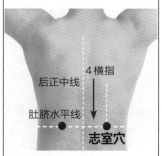

取穴 肚脐水平线与脊柱相交椎体处，后正中线旁开4横指处。

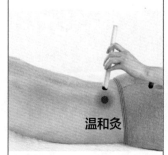

灸法 艾条温和灸10~15分钟。

气海俞穴

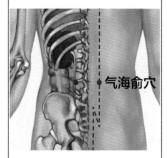

定位 位于第3腰椎棘突下，后正中线旁开1.5寸处。

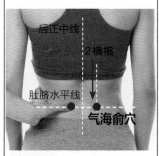

取穴 肚脐水平线与脊柱相交椎体，往下推1个椎体，后正中线旁开2横指。

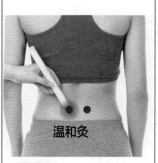

灸法 艾条温和灸10~15分钟。

八髎穴

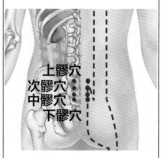

定位 即上髎穴、次髎穴、中髎穴和下髎穴，分别位于第1、第2、第3、第4骶后孔中。

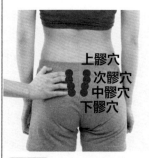

取穴 除拇指外，四指分别按于骶骨第1到第4骨椎棘突上，向外移1横指处。

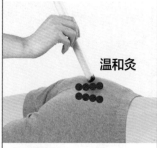

灸法 艾条温和灸10~15分钟。

委中穴

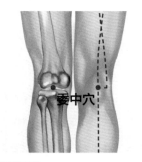

定位 在膝后区，腘横纹中点，股二头肌肌腱与半腱肌肌腱的中间。

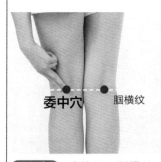

取穴 膝盖后，腘横纹中点凹陷处。

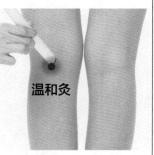

灸法 艾条温和灸10~15分钟。

坐骨神经痛 循经施灸，散寒止痛

坐骨神经是人体中最大的神经干支，从第4、第5腰椎，第1骶椎的脊神经节出发，经臀部、下肢的后外侧，直至足部。坐骨神经痛即沿坐骨神经（臀部、大小腿后外侧、足背外侧）有持续性、放射样疼痛，并伴有下肢行动困难，疼痛可表现为钝痛、刺痛、胀痛、烧灼样痛等形式。受到寒冷刺激或行走以后疼痛会有所加剧，卧床休息疼痛则趋于减轻。若是由椎管病变所致，咳嗽、喷嚏时可加重疼痛感。严重者或发病时间长久者，坐骨神经分布区域可出现皮肤感觉减退、肌肉萎缩的现象。

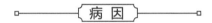

坐骨神经痛，可以是来源于脊柱病变，如腰椎间盘突出、腰椎管狭窄、腰骶椎肿瘤、腰骶部软组织劳损，骶髂关节、骨盆内的病变；也可以是臀部以下坐骨神经本身或邻近组织产生炎症、感染、损伤等症状，导致的压迫、粘连、刺激等引发的疼痛。

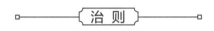

循经施灸，散寒止痛

中医认为，坐骨神经痛，主要是"风寒湿邪气客于分肉之间"，病邪入里、气血痹阻所致。由于该病的疼痛部位基本上都位于足太阳经和足少阳经的运行区域，所以中医治疗按照"循经取穴"的原则。施灸时，可将艾条或艾炷点燃，若是沿下肢后侧的疼痛，可取足太阳经的肾俞穴、大肠俞穴、承扶穴、委中穴、承山穴等穴位；若是沿下肢外侧的疼痛，可取足少阳经的环跳穴、阳陵泉穴、绝骨穴等穴位。

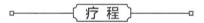

每穴各灸15分钟或5壮，每天1次，5~7日为1个疗程，连续治疗3~5个疗程。

"艾"心提示

环跳穴是足少阳胆经和足太阳膀胱经的交会穴，深层有坐骨神经。中医历来将其视为治疗坐骨神经痛和腰腿疼痛的要穴。环跳穴可作为"办公室一族"的保健穴位，上班的时候，可以经常用手按一按，能有效缓解腰部不适。

肾俞穴	大肠俞穴	承扶穴	委中穴

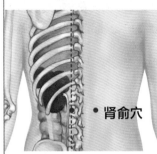
肾俞穴

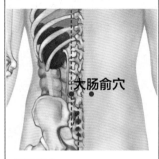
大肠俞穴

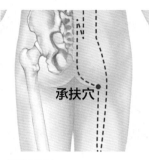
承扶穴

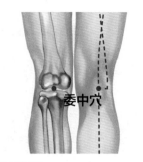
委中穴

定位 位于第2腰椎棘突下，后正中线旁开1.5寸处。

定位 位于第4腰椎棘突下，后正中线旁开1.5寸。

定位 位于大腿后面上部，臀部横纹线的中点。

定位 在膝后区，腘横纹中点，股二头肌肌腱与半腱肌肌腱的中间。

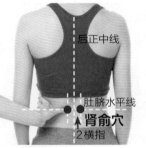
后正中线
肚脐水平线
肾俞穴
2横指

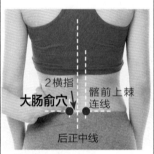
2横指　髂前上棘连线
大肠俞穴
后正中线

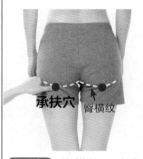
承扶穴　臀横纹

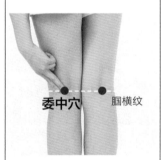
委中穴　腘横纹

取穴 肚脐水平线与脊柱相交椎体处，后正中线旁开2横指处。

取穴 两侧髂前上棘连线与脊柱交点，后正中线旁开2横指处。

取穴 臀横纹正中点，按压有酸胀感处。

取穴 膝盖后，腘横纹中点凹陷处。

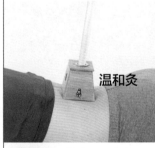
温和灸

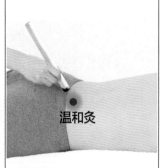
温和灸

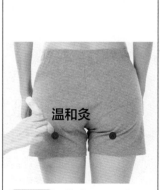
温和灸

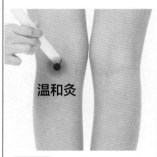
温和灸

灸法 艾条温和灸15分钟。

灸法 艾条温和灸15分钟。

灸法 艾条温和灸15分钟。

灸法 艾条温和灸15分钟。

承山穴	环跳穴	阳陵泉穴	绝骨穴
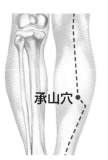	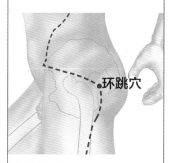	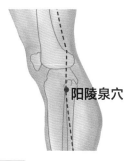	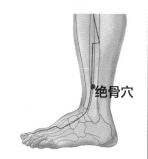
定位 位于小腿腓肠肌两侧肌腹下方，伸直小腿时，肌腹下出现人字纹处。	**定位** 股骨大转子最高点与骶管裂孔连线的外1/3和内2/3交点处。	**定位** 在小腿外侧，腓骨小头前下方凹陷中。	**定位** 位于小腿外侧，外踝尖上3寸，腓骨前缘。
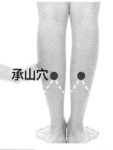	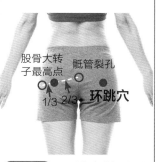	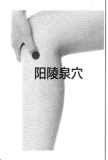	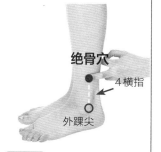
取穴 直立，小腿用力，在后面正中可见一"人"字纹，其下尖角可触及一凹陷处。	**取穴** 股骨大转子最高点与骶管裂孔作一直线，外1/3和内2/3交点处。	**取穴** 屈膝90度，膝关节外下方，腓骨小头前下方凹陷处。	**取穴** 小腿外侧部，外踝尖上4横指，腓骨前缘凹陷处。
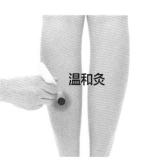	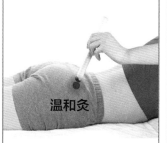	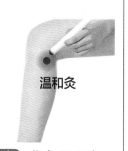	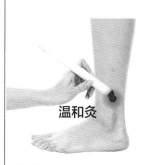
温和灸	温和灸	温和灸	温和灸
灸法 艾条温和灸15分钟。	**灸法** 艾条温和灸15分钟。	**灸法** 艾条温和灸15分钟。	**灸法** 艾条温和灸15分钟。

《黄帝内经》中将膝称为"筋之府"，膝指的就是膝关节，筋则包括了现代医学中的肌肉、肌腱、韧带、筋膜等组织。根据现代解剖学研究，膝关节是人体中最大，构造最为复杂的关节，膝关节面积大、位置表浅。在膝关节的周围及内部，分布着相当多的韧带、肌腱、筋膜等组织，以维持该组织的稳定性。例如，膝关节的前方有股四头肌延续而来的髌韧带，后方有半膜肌腱纤维形成的腘斜韧带，两侧分布有内侧副韧带和外侧副韧带；关节腔的内部除了拥有半月板之外，在其周边还拥有前后两条十字（交叉）韧带。因而古人所说的"大筋之会在于膝"，并非没有道理，而是有着非常充足的科学依据。在临床上，各种膝部软组织损伤引起的疼痛，可以说是屡见不鲜。比较常见的有膝关节侧副韧带、十字（交叉）韧带、半月板、髌韧带、髌下脂肪垫损伤等病症。具体表现为关节屈伸不利，行走困难，尤其是上下楼梯时特别艰难。

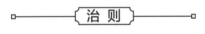

病因

正因为膝关节是名副其实的"筋之府"，再加上它负重大、应力大，伸屈活动多、易损伤的特点，所以膝部疼痛常有发生。另外，膝部疼痛还常与天气变化有关，多因风寒湿夹杂入体所致。

治则

灸治膝痛，莫忘脾胃

膝部疼痛，中医称其为"骨痹""筋痹""肌痹""皮痹"。古人曰："痹在于骨则重，在于脉则血涩而不流，在于筋则屈不伸，在于肉则不仁，在于皮则寒。"中医按照"本虚标实"的治疗原则，提出了补肝肾、强筋骨、行气血、通筋脉、除膝痛等多种方法。由于膝部两侧分别为脾胃经的循行路线，不少膝部疼痛，除了与骨关节疾病相关外，也有可能为脾胃疾病所致。故艾灸治疗需考虑与脾胃相关的穴位。

施灸时，可取足阳明经的梁丘穴、足三里穴，足太阴经的血海穴、阴陵泉穴，再配以足少阳经的阳陵泉穴，经外奇穴的内膝眼穴、外膝眼穴、鹤顶穴，以健脾胃、祛水湿、柔筋肌。

疗程

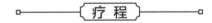

首选艾炷直接灸，一般每个穴位3~5壮。艾条悬灸也较为合适，一般以10~15分钟为宜，每天1次，每10次为1个疗程。

梁丘穴	足三里穴	血海穴	阴陵泉穴
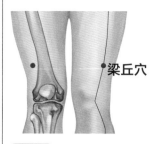	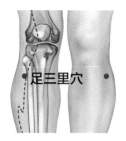	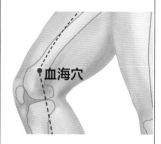	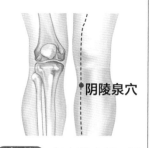
定位 位于髌骨外上缘上2寸。	**定位** 小腿前外侧，外膝眼穴下3寸，外膝眼穴和解溪穴连线上。	**定位** 在股前区，髌底内侧端上2寸，股内侧肌隆起处。	**定位** 在小腿内侧，膝下胫骨内侧凹陷中。
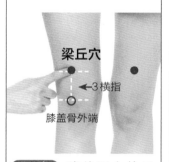	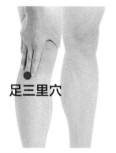	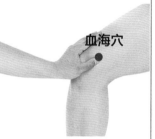	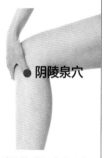
取穴 膝盖用力伸展时，膝盖骨外端上方3横指处。	**取穴** 同侧手虎口围住髌骨外上缘，其余四指向下，中指指尖处。	**取穴** 屈膝90度，手掌伏于膝盖上，拇指与其他四指成45度，拇指尖处。	**取穴** 拇指沿小腿内侧骨内缘向上推，抵膝关节下，胫骨向内上弯曲凹陷处。
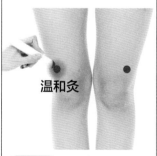	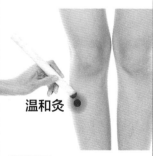	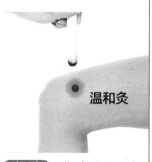	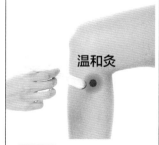
灸法 艾条温和灸10~15分钟。	**灸法** 艾条温和灸10~15分钟。	**灸法** 艾条温和灸10~15分钟。	**灸法** 艾条温和灸10~15分钟。

阳陵泉穴	内、外膝眼穴	鹤顶穴
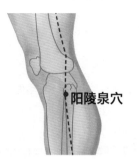	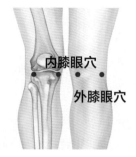	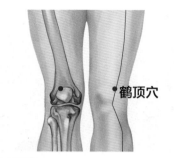
定位 在小腿外侧，腓骨小头前下方凹陷中。	**定位** 在人体髌骨下方与髌韧带内、外侧凹陷中。	**定位** 位于膝盖上部，髌底的中点上方凹陷处。
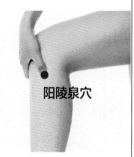	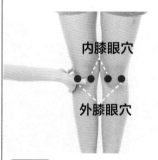	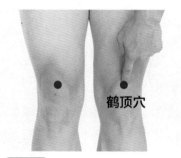
取穴 屈膝90度，膝关节外下方，腓骨小头前下方凹陷处。	**取穴** 膝部正中骨头上下缘两侧凹陷处。	**取穴** 膝部正中骨头上缘正中凹陷处。
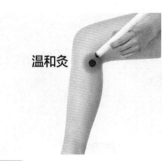	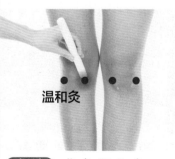	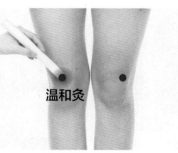
灸法 艾条温和灸10~15分钟。	**灸法** 艾条温和灸10~15分钟。	**灸法** 艾条温和灸10~15分钟。

足跟痛　扶正达邪，补肾通络

"足跟痛"又称为"跟痛症"，是一种常见于老年人群的慢性损伤性疾病，像足跟脂肪垫炎、跟部滑囊炎、跟腱周围炎、跖腱膜炎、跟骨骨刺等，都有可能引发足跟疼痛。该症起病缓慢，可在一侧发病，也可两侧同时发病，疼痛轻重不一；常表现为晨起下床着地足跟疼痛，稍稍走动后疼痛有所缓解，但较长行走后疼痛又趋明显，静坐休息一段时间疼痛可减轻，再次站立行走时又会出现疼痛，严重时可呈持续性疼痛，影响行走、站立。局部可不红不肿，或在足跟部位出现若干个局限性的压痛点。

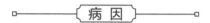

病因

人的足少阴肾经起始于足跟，因而中医认为，除了局部感受风湿阴寒之邪、长久站立、年老体弱外，足跟痛最主要的原因就是体内肾气不足。

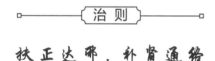

治则

扶正达邪，补肾通络

治疗足跟疼痛，必须调补肾气、祛寒除湿、疏经通络三者并举。先取阿是穴，再取足少阴肾经之输穴、肾之原穴——太溪穴，足少阴肾经之井穴——涌泉穴，八脉交会穴——照海穴，滋补肾气、扶正达邪。由于肾与膀胱相表里，可再取足太阳膀胱经之经穴——昆仑穴，八脉交会穴——申脉穴，以及仆参穴，疏通人体阳气、行气活血、祛寒除湿。

疗程

施灸时，先将艾条点燃，然后依次灸阿是穴及跟骨周围穴位，开始时艾条离皮肤可以稍近些，若皮肤感觉太烫时，可将艾条抬高。每次30分钟，每天1次，10次为1个疗程，可连续施灸1~3个疗程。或取厚度0.5厘米左右，长宽各为1.5厘米的姜片数片，并在其中心部位用针穿刺小孔数个，放置于靠近足跟疼痛处的太溪穴、申脉穴、仆参穴、昆仑穴、照海穴等穴位上面。然后点燃姜片上的艾炷，若患者感觉灼热难以忍受时，可将姜片提起，使之离开皮肤片刻，旋即放下，再进行灸治，反复进行直到局部皮肤出现潮红为止。每穴灸5壮，每天1次或早晚各1次，1周为1个疗程，可连续灸1~3个疗程。

阿是穴	太溪穴	涌泉穴

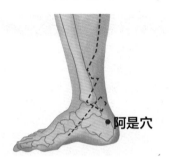

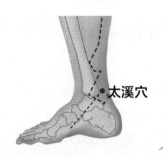

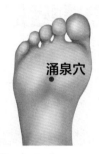

定位 多位于病灶附近，也可在与其距离较远的部位，没有固定位置。

定位 在踝区，内踝尖与跟腱之间的凹陷中。

定位 在足底，屈足卷趾时足心最凹陷处。

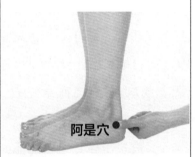

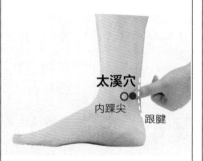

内踝尖　跟腱

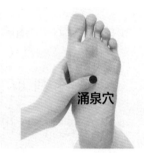

取穴 位于足跟周围压痛点处。

取穴 坐位垂足，由足内踝向后推至与跟腱之间凹陷处。

取穴 卷足，足底前1/3处可见有一凹陷，按压有酸痛感处。

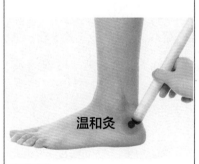

温和灸

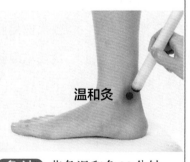

温和灸

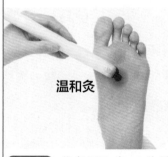

温和灸

灸法 艾条温和灸30分钟。

灸法 艾条温和灸30分钟。

灸法 艾条温和灸30分钟。

照海穴	昆仑穴	申脉穴	仆参穴
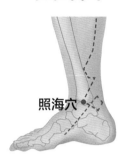	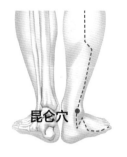	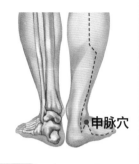	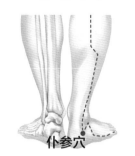
定位 位于足内踝尖下方凹陷处。	**定位** 位于外踝尖与跟腱之间的凹陷处。	**定位** 位于足外踝下方的凹陷中。	**定位** 位于昆仑穴下方,跟骨凹陷中。
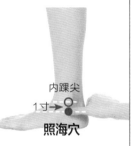	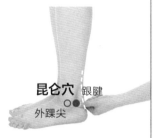	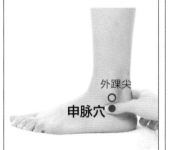	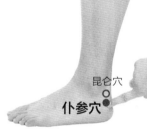
取穴 内踝尖垂直向下推,至下缘凹陷处即是。	**取穴** 外踝尖与跟腱之间凹陷处。	**取穴** 外踝垂直向下可触及一凹陷。	**取穴** 昆仑穴垂直向下1横指处。
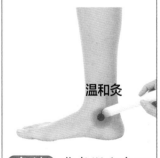	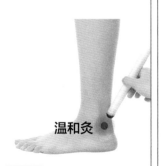	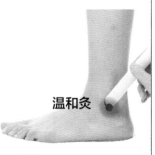	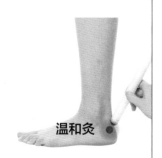
灸法 艾条温和灸30分钟。	**灸法** 艾条温和灸30分钟。	**灸法** 艾条温和灸30分钟。	**灸法** 艾条温和灸30分钟。

风湿性关节炎 内强卫气，外散寒湿

风湿性关节炎在临床上主要表现为急性发热，病变局部红肿、灼热、剧痛，关节和肌肉出现游走性酸楚、疼痛等不适。其受累关节以膝、踝、肩、肘、腕为多，经常由一个关节转移至另一个关节，部分患者也有几个关节同时发病。不典型患者仅有关节疼痛，而无其他炎症表现，急性炎症一般2~4周消退，多不留后遗症，但常反复发作。若风湿活动影响心脏，则可发生心肌炎，甚至导致心脏瓣膜病变。

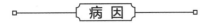
病因

风湿性关节炎患者在发病前，大多有急性感染，如上呼吸道感染、咽喉炎，或涉水淋雨、寒湿浸润、久居阳光不足之地等。中医认为，此病内因是人体卫气不足，外因是风寒湿邪侵袭，导致经络气血不通、关节痹阻。

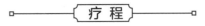
疗程

施灸时，可先在所灸穴位上放置姜片或中药，随后点燃艾条，取回旋灸、雀啄灸法，或艾炷隔物灸法。每穴各灸30分钟或5壮，每天1次，直至疾病缓解。

治则

内强卫气，外散寒湿

中医治疗，可选择一些邻近病变关节的穴位，如肩髎穴、曲池穴、外关穴、环跳穴、内膝眼穴、外膝眼穴、昆仑穴等穴位，疏风散寒、通利关节，再配合合谷穴、足三里穴等穴位，行气活血、利湿止痛。

▶昆仑穴最易遭受寒冷地气侵袭，风湿性关节炎患者平常用拇指按揉昆仑穴，每次1~3分钟，可疏通经气、祛寒止痛。

昆仑穴

肩髎穴	曲池穴	外关穴	环跳穴

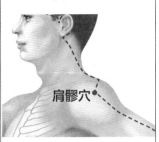 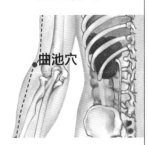 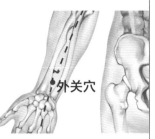 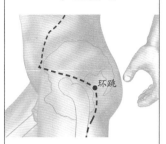

定位 位于肩峰后下方，当上臂平举时，肩后部呈现凹陷处。

定位 在肘部，尺泽穴与肱骨外上髁连线的中点处。

定位 位于前臂背侧，腕横纹上2寸，尺骨与桡骨之间。

定位 股骨大转子最高点与骶管裂孔连线的外1/3和内2/3交点处。

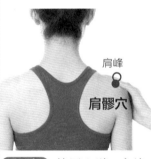 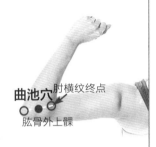 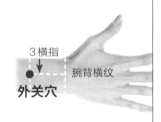 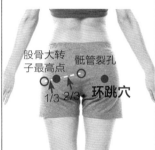

取穴 外展上臂，肩峰后下方凹陷处。

取穴 正坐，轻抬手臂，当肱骨外上髁与肘横纹终点连线的中点处。

取穴 抬臂俯掌，掌腕背横纹中点直上3横指，前臂两骨头之间凹陷处。

取穴 股骨大转子最高点与骶管裂孔作一直线，外1/3和内2/3交点处。

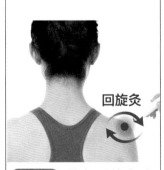 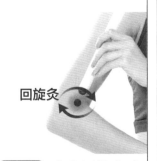 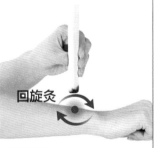 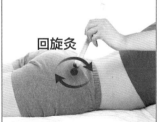

灸法 艾条回旋灸或雀啄灸30分钟。

灸法 艾条回旋灸或雀啄灸30分钟。

灸法 艾条回旋灸或雀啄灸30分钟。

灸法 艾条回旋灸或雀啄灸30分钟。

内、外膝眼穴	昆仑穴	合谷穴	足三里穴

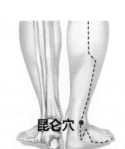

内、外膝眼穴

定位 在人体髌骨下方与髌韧带内、外侧凹陷中。

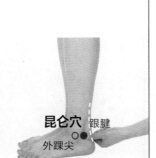

取穴 膝部正中骨头上下缘两侧凹陷处。

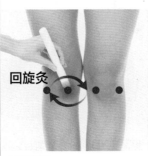

灸法 艾条回旋灸或雀啄灸30分钟。

昆仑穴

定位 位于外踝尖与跟腱之间的凹陷处。

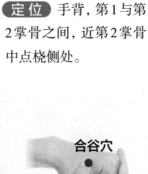

取穴 外踝尖与跟腱之间凹陷处。

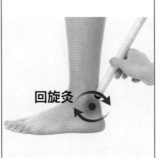

灸法 艾条回旋灸或雀啄灸30分钟。

合谷穴

定位 手背，第1与第2掌骨之间，近第2掌骨中点桡侧处。

取穴 一手轻握拳，另一手握拳外，拇指指腹垂直下压处。

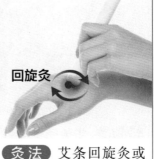

灸法 艾条回旋灸或雀啄灸30分钟。

足三里穴

定位 小腿前外侧，外膝眼穴下3寸，外膝眼穴和解溪穴连线上。

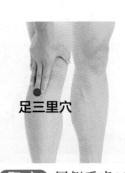

取穴 同侧手虎口围住髌骨外上缘，其余四指向下，中指指尖处。

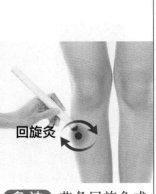

灸法 艾条回旋灸或雀啄灸30分钟。

常见小毛病，一根艾条就见效

生活中的常见小毛病，艾条或艾灸直接灸1或2个穴位，就能轻松缓解症状。经常在身体的一些穴位施灸，还能增强人体的抗病能力，预防疾病的发生。

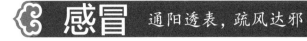

感冒 通阳透表，疏风达邪

感冒在医学上称为"上呼吸道感染"，是包括鼻腔、咽喉部的多种急性炎症。广义的上呼吸道感染是一组疾病的总称，如普通感冒，病毒性咽炎、喉炎，疱疹性咽峡炎，细菌性咽-扁桃体炎。狭义的上呼吸道感染就是普通感冒。与普通感冒相比，流行性感冒的症状更严重，且具有很强的传染性和传播性。

病因

中医认为，感冒多为感受风、寒、暑、湿，四时不正之气所致。很多人将普通感冒视为小病、常见病，其实是错误的。感冒发生率高，影响人群众多，除了会带来头痛、鼻塞、流涕、畏寒、发热、咽喉及全身肌肉疼痛等不适外，还会造成人体免疫机能的下降，诱发心肌炎、肾小球肾炎等疾病。

治则

通阳透表，疏风达邪

人体感冒施灸时，可令患者俯卧于床，将艾条点燃，先在其脊柱上的大椎穴、身柱穴，颈背两侧的风池穴、风门穴上方3厘米处，或固定、或上下、或回旋艾灸，通阳透表、疏风散寒。随后，再在背部的肺俞穴，腹部的天枢穴，两手臂的列缺穴、合谷穴艾灸，清热宣肺、解暑除湿。若为气虚感冒，还可增灸胸部的膻中穴、小腿的足三里穴。

疗程

背部穴位每穴各灸10分钟左右，四肢穴位每穴各灸15分钟，每天1次，直至感冒症状缓解。

大椎穴	身柱穴	风池穴

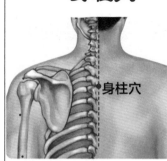

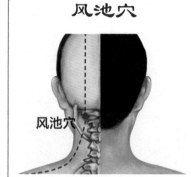

定位 正中线上，第7颈椎棘突下与第1胸椎之间凹陷处。

定位 位于背部，第3胸椎棘突下，后正中线上。

定位 位于枕骨下后发际上1寸，胸锁乳突肌与斜方肌上端之间的凹陷处。

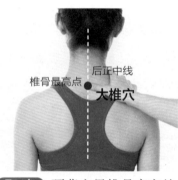

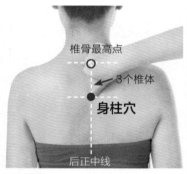

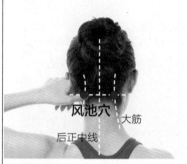

取穴 颈背交界椎骨高突处椎体，下缘凹陷处。

取穴 颈背交界处椎骨最高点向下推3个椎体，其下凹陷处。

取穴 正坐，后头骨下两条大筋外缘陷窝中，与耳垂齐平处。

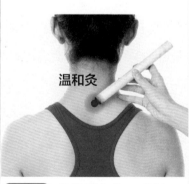

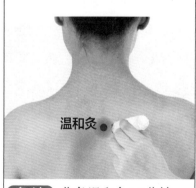

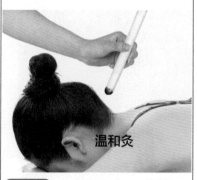

灸法 艾条温和灸10分钟。

灸法 艾条温和灸10分钟。

灸法 艾条温和灸10分钟。

风门穴	肺俞穴	天枢穴

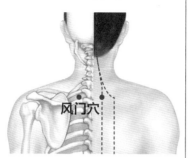

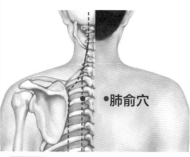

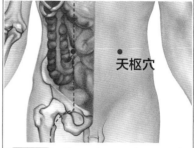

定位 上背部,第2胸椎与第3胸椎棘突之间,旁开1.5寸。

定位 位于背部,第3胸椎棘突下,后正中线旁开1.5寸。

定位 位于脐眼两侧,平脐中水平线,旁开1.5寸。

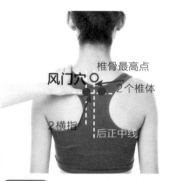

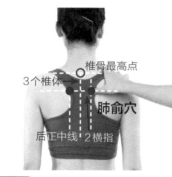

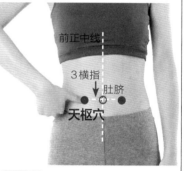

取穴 颈背交界处椎骨最高点向下推2个椎体,下缘旁开2横指处。

取穴 颈背交界处椎骨最高点向下推3个椎体,下缘旁开2横指处。

取穴 肚脐旁开3横指,按压有酸胀感处。

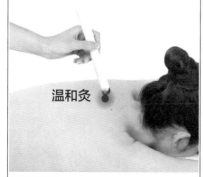

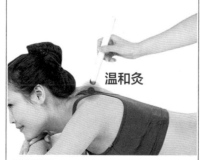

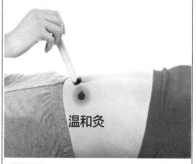

灸法 艾条温和灸10分钟。

灸法 艾条温和灸10分钟。

灸法 艾条温和灸10分钟。

列缺穴	合谷穴	膻中穴	足三里穴

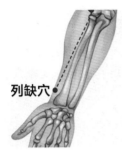

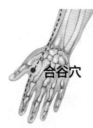

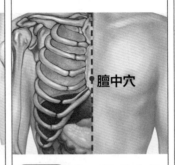

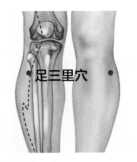

定位 位于桡骨茎突上方，腕横纹上1.5寸。

定位 手背，第1与第2掌骨之间，近第2掌骨中点桡侧处。

定位 位于胸骨中线上，平第4、第5肋间隙，两乳之间。

定位 小腿前外侧，外膝眼穴下3寸，外膝眼穴和解溪穴连线上。

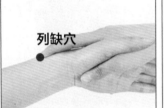

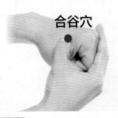

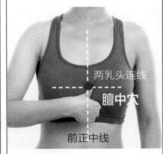

两乳头连线

前正中线

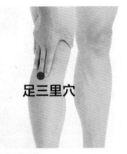

取穴 两手虎口相交，一手食指压另一手桡骨茎突上，食指指尖到达处。

取穴 一手轻握拳，拇指、食指轻触；另一手握拳外，拇指指腹垂直下压处。

取穴 在前正中线上，两乳头之间的中点。乳房下垂者，则可由锁骨往下摸至第4肋骨，与前正中线交点处。

取穴 同侧手虎口围住髌骨外上缘，其余四指向下，中指指尖处。

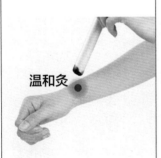

温和灸

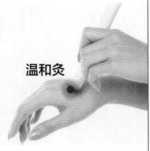

温和灸

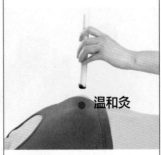

温和灸

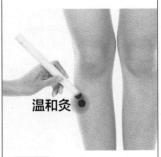

温和灸

灸法 艾条温和灸15分钟。

灸法 艾条温和灸15分钟。

灸法 艾条温和灸15分钟。

灸法 艾条温和灸15分钟。

咳嗽 调气降肺，化痰止咳

咳嗽不仅是一种病症，还是身体做出的一种保护性反应，如受到异味、异物刺激，或呼吸道出现分泌物时，人常会不由自主地咳嗽，对呼吸道等器官进行清洁、打扫、排异工作。在临床上除了耳、鼻、咽喉、支气管、胸膜、肺部疾病外，肝脓肿、白血病、红斑狼疮、类风湿性关节炎、硬皮病、皮肌炎、干燥综合征、尿毒症等，也有可能引起咳嗽症状。所以中医有句名言"五脏六腑皆令人咳，非独肺也"。

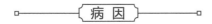

病因

无论是外感还是内伤咳嗽，皆是肺气上逆、不得肃降所致。肺感寒湿，痰浊之物堆积，肺气不能下行只能上逆，从而引起咳嗽。肺为储痰之器，脾为生痰之源，脾感寒湿而生痰。艾灸能温和地疏通肺气，祛风寒，除痰湿。一般连续施灸数次，就能赶走咳嗽烦恼。

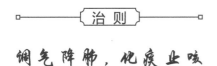

治则

调气降肺，化痰止咳

现代医学研究发现，在人体呼吸道黏膜的表面，分布着许许多多、各式各样的感受器，当黏膜表面存在大量分泌物时，感受器遭受刺激，即可引发咳嗽。中医称肺为"清净之府"，不容于痰，但它又是"储痰之器"，易存痰，故"治咳先治痰，治痰先治气"。只有化痰、祛痰，不留痰浊之物于肺，肺气才能正常宣发和肃降，方可彻底缓解和治愈咳嗽。

咳嗽施灸时，可点燃艾条，对准患者背部的大椎穴、风门穴、肺俞穴三穴，胸部的天突穴，高悬于穴位上方3厘米处，取温和灸、雀啄灸、回旋灸等灸法，温阳化饮、祛痰止咳。随后，将艾条移至四肢的曲池穴、合谷穴、足三里穴、丰隆穴等穴位，宣肺健脾、行气祛湿。

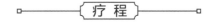

疗程

每穴各灸15分钟，每天1次，直至咳嗽症状减轻。

大椎穴	风门穴	肺俞穴	天突穴
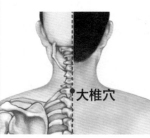	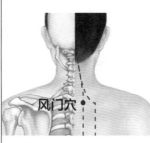	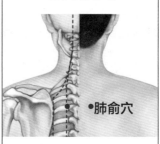	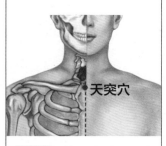
定位 后正中线上，第7颈椎棘突下与第1胸椎之间凹陷处。	**定位** 上背部，第2与第3胸椎棘突之间，旁开1.5寸。	**定位** 位于背部，第3胸椎棘突下，后正中线旁开1.5寸。	**定位** 前正中线上，胸骨上窝中央。
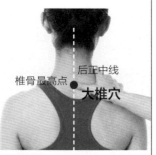	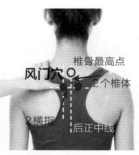	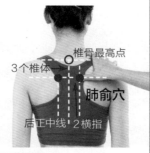	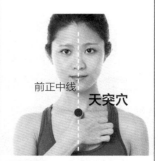
取穴 颈背交界椎骨高突处椎体，下缘凹陷处。	**取穴** 颈背交界处椎骨最高点向下推2个椎体，下缘旁开2横指处。	**取穴** 颈背交界处椎骨最高点向下推3个椎体，下缘旁开2横指处。	**取穴** 由喉部正中直下可摸到一凹窝，中央处。
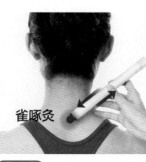	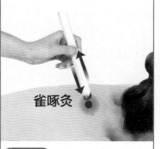	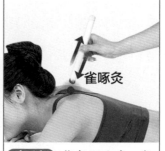	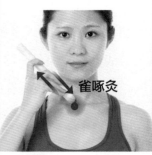
灸法 艾条温和灸、雀啄灸或回旋灸15分钟。	**灸法** 艾条温和灸、雀啄灸或回旋灸15分钟。	**灸法** 艾条温和灸、雀啄灸或回旋灸15分钟。	**灸法** 艾条温和灸、雀啄灸或回旋灸15分钟。

曲池穴	合谷穴	足三里穴	丰隆穴

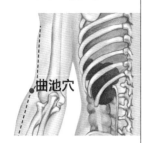
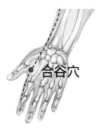
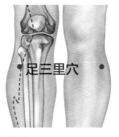
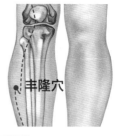

定位 在肘部，尺泽穴与肱骨外上髁连线的中点处。

定位 手背，第1与第2掌骨之间，近第2掌骨中点桡侧处。

定位 小腿前外侧，外膝眼穴下3寸，外膝眼穴和解溪穴连线上。

定位 位于足外踝上8寸（大约在外膝眼与外踝尖的连线中点）处。

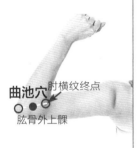
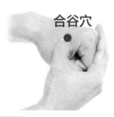
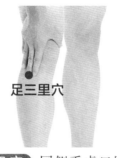
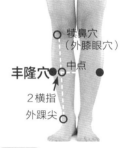

取穴 正坐，轻抬手臂，当肱骨外上髁与肘横纹终点连线的中点处。

取穴 一手轻握拳，拇指、食指轻触；另一手握拳外，拇指指腹垂直下压处。

取穴 同侧手虎口围住髌骨外上缘，其余四指向下，中指指尖处。

取穴 犊鼻穴与外踝前缘平外踝尖处连线中点，距胫骨2横指处。

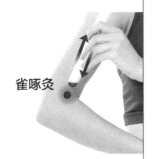
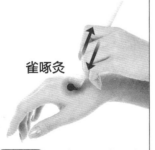
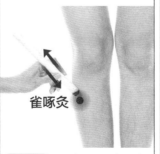
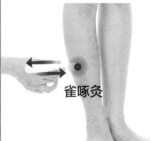

灸法 艾条温和灸、雀啄灸或回旋灸15分钟。

灸法 艾条温和灸、雀啄灸或回旋灸15分钟。

灸法 艾条温和灸、雀啄灸或回旋灸15分钟。

灸法 艾条温和灸、雀啄灸或回旋灸15分钟。

过敏性鼻炎 行气活血，消肿通窍

过敏性鼻炎在临床上常有喷嚏、鼻痒、流涕、鼻塞四大症状。该病急性发作时，还时常有大量水样鼻涕流出，并伴有间歇性或持续性鼻塞、暂时性嗅觉减退、头痛、耳鸣、流泪等症状。

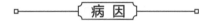

病因

过敏性鼻炎又称变态反应性鼻炎，患者大多为过敏体质，或有过敏家族史，一旦遭遇过敏原，如牛奶、鱼、虾、牛羊肉、尘埃、毛发、花粉、寒冷等刺激，过敏原就会与体内免疫系统发生作用，引发过敏反应。

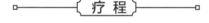

疗程

急性发作期，可将艾条点燃，对准以上诸穴，在其上方3厘米处，以雀啄灸或回旋灸，每穴各灸10分钟，每天1次或2次。除采用艾条灸外，也可施以隔姜灸、隔附子饼灸，每穴灸5~7壮。若是在夏季"三伏天"施灸，效果更佳。

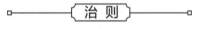

治则

行气活血，消肿通窍

中医认为过敏性鼻炎主要是肺气虚弱、营卫不固、腠理疏松、外邪外袭所致。按照中医"急者治其标"原则，其急性发作期，可先取鼻周的风池穴、印堂穴、迎香穴，手臂的曲池穴、列缺穴、合谷穴等穴位，行气活血、消肿通窍，抑制和缓解鼻腔内的过敏反应。造成过敏性鼻炎的内在原因，则是机体免疫功能的紊乱与异常。病情缓解期间，可取大椎穴、肺俞穴、关元穴、足三里穴等穴位，益肺健脾、补气强身，调整和完善机体的免疫功能。

"艾"心提示

据报道，国外学者在鼻两侧距皮肤2~3厘米处，以艾条灸治疗过敏性鼻炎，88%的患者症状有显著改善，47%的患者灸后10分钟对过敏原无反应，也无症状表现。5位自愿参与研究的被灸者，灸后鼻内温度平均增加3.1℃（1厘米点）和3.0℃（4厘米点），其中4位被灸者鼻液中白细胞数显著降低，炎症减轻。

风池穴	印堂穴	迎香穴
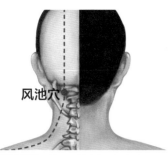	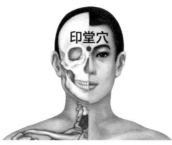	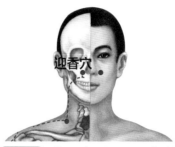
定位 位于枕骨下后发际上1寸，胸锁乳突肌与斜方肌上端之间的凹陷处。	**定位** 在头部，两眉毛内侧端中间的凹陷中。	**定位** 位于鼻唇沟，平鼻翼外缘中点处，即鼻翼的根部。
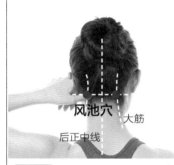	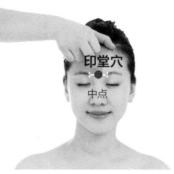	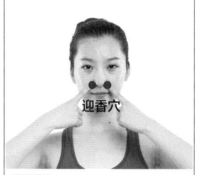
取穴 正坐，后头骨下两条大筋外缘陷窝中，与耳垂齐平处。	**取穴** 两眉头连线中点处。	**取穴** 在鼻唇沟中，与鼻翼外缘中点平齐处。
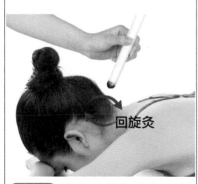	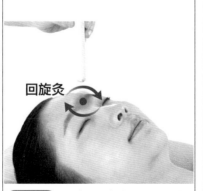	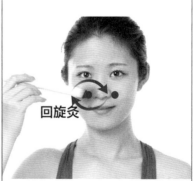
灸法 艾条回旋灸或雀啄灸10分钟。	**灸法** 艾条回旋灸或雀啄灸10分钟。	**灸法** 艾条回旋灸或雀啄灸10分钟。

曲池穴	列缺穴	合谷穴

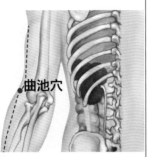 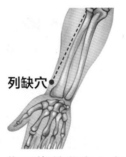 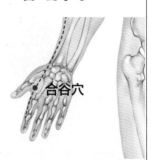

| **定位** 在肘部，尺泽穴与肱骨外上髁连线的中点处。 | **定位** 位于桡骨茎突上方，腕横纹上1.5寸。 | **定位** 手背，第1、第2掌骨之间，近第2掌骨中点桡侧处。 |

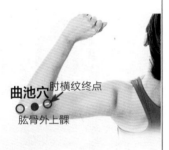 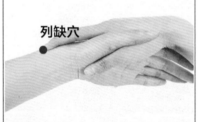 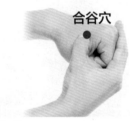

| **取穴** 正坐，轻抬手臂，当肱骨外上髁与肘横纹终点连线的中点处。 | **取穴** 两手虎口相交，一手食指压另一手桡骨茎突上，食指指尖到达处。 | **取穴** 一手轻握拳，拇指、食指轻触；另一手握拳外，拇指指腹垂直下压处。 |

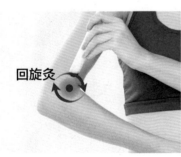 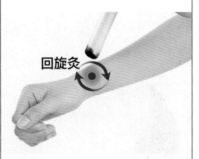 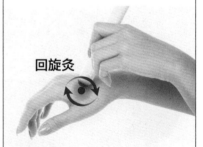

| **灸法** 艾条回旋灸或雀啄灸10分钟。 | **灸法** 艾条回旋灸或雀啄灸10分钟。 | **灸法** 艾条回旋灸或雀啄灸10分钟。 |

大椎穴	肺俞穴	关元穴	足三里穴
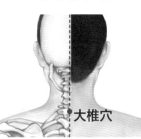	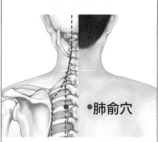	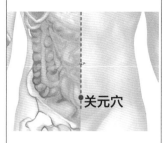	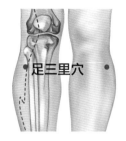
定位 后正中线上,第7颈椎棘突下与第1胸椎之间凹陷处。	**定位** 位于背部,第3胸椎棘突下,后正中线旁开1.5寸。	**定位** 在下腹部,脐中下3寸,前正中线上。	**定位** 小腿前外侧,外膝眼穴下3寸,外膝眼穴和解溪穴连线上。
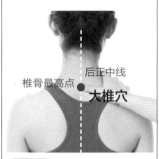	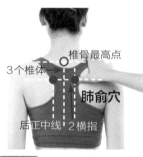	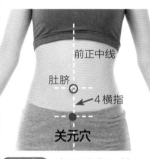	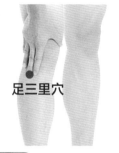
取穴 颈背交界椎骨高突处椎体,下缘凹陷处。	**取穴** 颈背交界处椎骨最高点向下推3个椎体,下缘旁开2横指处。	**取穴** 在下腹部,前正中线上,肚脐中央向下4横指处。	**取穴** 同侧手虎口围住髌骨外上缘,其余四指向下,中指指尖处。
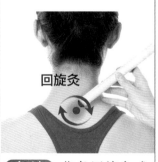	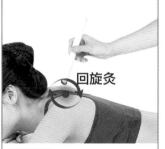	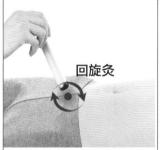	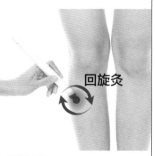
灸法 艾条回旋灸或雀啄灸10分钟。	**灸法** 艾条回旋灸或雀啄灸10分钟。	**灸法** 艾条回旋灸或雀啄灸10分钟。	**灸法** 艾条回旋灸或雀啄灸10分钟。

湿疹 疏风祛湿，养血润肤

湿疹是一种临床上常见的过敏性皮肤病，具有对称性、渗出性、瘙痒性、多形性、复发性等特点。该病可发生于任何年龄、任何部位、任何季节，但在冬季有复发或加剧的倾向，湿疹慢性期以苔藓样病变为主。

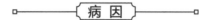
病因

湿疹的发作常与气候环境变化、大量应用化学制品、生活节奏过快、饮食结构改变等因素有关。除了外部因素，内因主要是阴血不足、肌肤失养，过度地精神紧张也会引发湿疹。

治则

疏风祛湿，养血润肤

艾灸病变部位的阿是穴，温经活血、疏风通络，以控制病情的发展和蔓延。随后，再取足太阳经的风门穴，足少阳经的风池穴、风市穴，疏风解表、抗敏止痒。因肺在体合皮，其华在毛，与大肠互为表里，所以还可取足太阳经上的肺俞穴，手阳明经上的曲池穴、合谷穴，止肌肤之痒，化肠中之湿，将过敏反应中所产生的各种病理产物，经大肠清泻而出，以减轻过敏反应的强度。

治疗湿疹，中医有"治风先治血，血行风自灭"的原则，因为风为阳邪，所以只要体内阴血充盈，风邪便难以肆虐。故此时可取足太阴脾经、足阳明胃经的血海穴、足三里穴（见第81页）、阴陵泉穴（见第81页）、三阴交穴（见第118页）等穴位，健脾化湿、滋阴养血、润肤抗敏。虽然补的是阴，养的是血，治的却是风和机体的过敏，调的是人的免疫功能。

疗程

湿疹急性发作时，可先灸皮肤瘙痒、渗出部位的阿是穴，再配以曲池穴、合谷穴、血海穴、阴陵泉穴、足三里穴等穴位。等疾病缓解时，可按"先背部、后四肢"的灸治顺序，施灸时先将艾条点燃，以温和灸、雀啄灸、回旋灸等方法，在以上诸穴逐一施灸，以局部皮肤出现温热感为好。每天1次或2次，每穴各灸15分钟，其中阿是穴的灸治时间可长些。

阿是穴

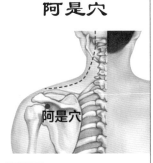

定位 多位于病灶附近，也可在距离较远的部位，没有固定位置。

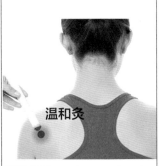

取穴 位于身体病变发生的各个不适部位。

灸法 艾条温和灸、雀啄灸或回旋灸15分钟。

风门穴

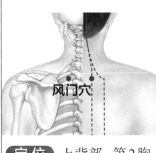

定位 上背部，第2胸椎与第3胸椎棘突之间，旁开1.5寸。

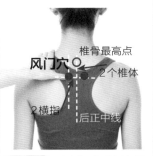

取穴 颈背交界处椎骨最高点向下推2个椎体，下缘旁开2横指处。

灸法 艾条温和灸、雀啄灸或回旋灸15分钟。

风池穴

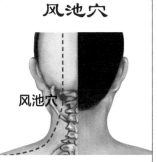

定位 位于枕骨下后发际上1寸，胸锁乳突肌与斜方肌上端之间的凹陷处。

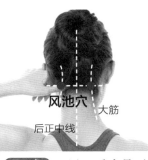

取穴 正坐，后头骨下两条大筋外缘陷窝中，与耳垂齐平处。

灸法 艾条温和灸、雀啄灸或回旋灸15分钟。

风市穴

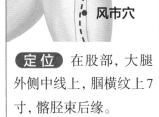

定位 在股部，大腿外侧中线上，腘横纹上7寸，髂胫束后缘。

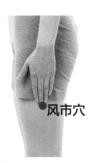

取穴 直立垂手，手掌并拢伸直，中指指尖处。

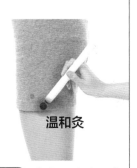

灸法 艾条温和灸、雀啄灸或回旋灸15分钟。

肺俞穴	曲池穴	合谷穴	血海穴
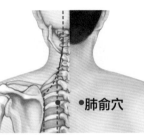	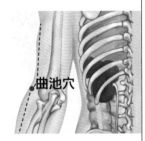	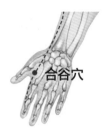	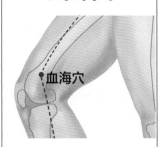
定位 位于背部，第3胸椎棘突下，后正中线旁开1.5寸。	**定位** 在肘部，尺泽穴与肱骨外上髁连线的中点处。	**定位** 手背，第1与第2掌骨之间，近第2掌骨中点桡侧处。	**定位** 在股前区，髌底内侧端上2寸，股内侧肌隆起处。
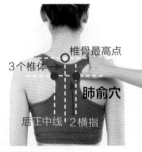	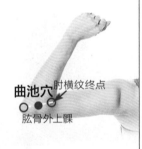	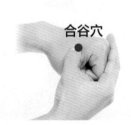	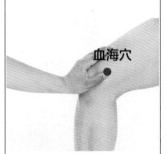
取穴 颈背交界处椎骨最高点向下推3个椎体，下缘旁开2横指处。	**取穴** 正坐，轻抬手臂，当肱骨外上髁与肘横纹终点连线的中点处。	**取穴** 一手轻握拳，拇指、食指轻触；另一手握拳外，拇指指腹垂直下压处。	**取穴** 屈膝90度，手掌伏于膝盖上，拇指与其他四指成45度，拇指尖处。
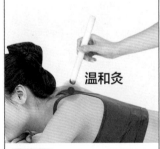	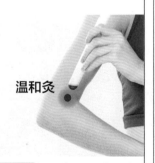	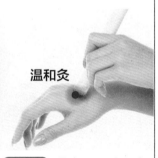	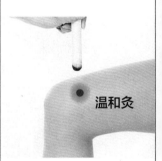
灸法 艾条温和灸、雀啄灸或回旋灸15分钟。	**灸法** 艾条温和灸、雀啄灸或回旋灸15分钟。	**灸法** 艾条温和灸、雀啄灸或回旋灸15分钟。	**灸法** 艾条温和灸、雀啄灸或回旋灸15分钟。

腹泻 补在温湿，泻在利湿

正常情况下，健康成年人每天的排便次数为1次或2次，粪便基本成形。如果消化道的分泌、消化、吸收、运动功能发生障碍，即可导致肠蠕动加快，排便次数增加，粪便变得稀薄，甚至便中掺杂有脓血、黏液等异常。大便次数增加、质地变稀，甚至泻下如水，持续时间若在3周以内，为急性腹泻；病程超过2个月以上者，为慢性腹泻。

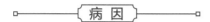

病 因

导致腹泻的主要原因有食物中毒或肠道感染、炎症、肿瘤等。细菌性痢疾、伤寒、急性胃肠炎、流行性感冒、消化不良、慢性结肠炎、慢性胰腺炎、肠道易激惹综合征、血吸虫病、甲状腺功能亢进、肠道肿瘤等病症，都会引起急性或慢性腹泻。

疗 程

施灸时，患者可取仰卧和俯卧位，点燃艾条，在其腹部的中脘穴、天枢穴、关元穴，背部的脾俞穴、肾俞穴、大肠俞穴、命门穴，下肢的足三里穴等穴位上方3厘米处施灸，每穴各灸10~15分钟。或以隔蒜灸，每穴各灸5壮。每天1次或2次，直至症状缓解。

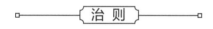

治 则

补在温湿，泻在利湿

中医称腹泻为"泄泻""下痢"，其原因不是外感湿浊之邪，就是体内水湿不化，虽有实泻、虚泻之分，但重点仍在于一个"湿"字。人体中运化水湿主要的脏腑就是脾、胃和小肠。湿为阴邪，其性黏滞重着，故腹泻艾灸时，可分别选取中脘穴、天枢穴、脾俞穴、大肠俞穴、足三里穴等穴位，以艾草之热、温灸之火，健脾和胃、运化水湿、温中止泻。在慢性腹泻中有一种"五更泄泻"，多为肾阳不足、命门火衰所致，对此可取关元穴、肾俞穴、命门穴等穴位，补肾阳、旺命门、益火止泻。

"艾"心提示

各种急、慢性腹泻中，除了部分是感受暑湿或湿热病邪，须清热（暑）利湿之外，其他如寒湿、伤食、脾虚、肾亏等原因所引起的泄泻患者，都可采用艾灸治疗。尤其是对脾运不健、肾阳不足、肝强脾弱的慢性虚性腹泻，灸性炎热，能益火生气、健脾补肾、分清别浊、温化水湿，效果更佳。施灸时，急性者、实证为主者，宜多灸阳经之穴；慢性者、虚证为主者，宜多灸阴经之穴。

中脘穴	天枢穴	关元穴	脾俞穴

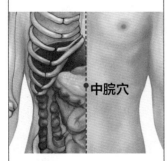 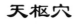 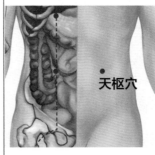 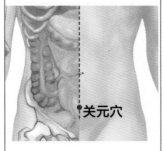 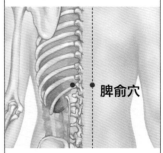

定位 人体上腹部，前正中线上，当脐中上4寸处。

定位 位于脐眼两侧，平脐中水平线，旁开1.5寸。

定位 在下腹部，脐中下3寸，前正中线上。

定位 位于背部，第11胸椎棘突下，后正中线旁开1.5寸。

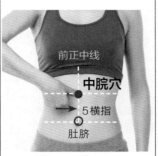 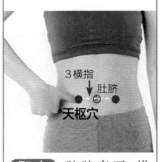 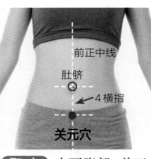 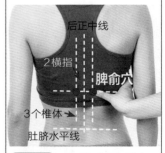

取穴 在上腹部，前正中线上，肚脐中央向上5横指处。

取穴 肚脐旁开3横指，按压有酸胀感处。

取穴 在下腹部，前正中线上，肚脐中央向下4横指处。

取穴 肚脐水平线与脊柱相交椎体处，往上推3个椎体，下缘旁开2横指处。

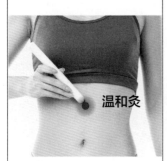 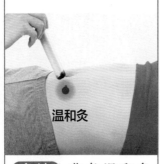 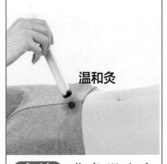 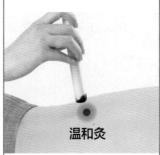

灸法 艾条温和灸10~15分钟。

灸法 艾条温和灸10~15分钟。

灸法 艾条温和灸10~15分钟。

灸法 艾条温和灸10~15分钟。

肾俞穴	大肠俞穴	命门穴	足三里穴

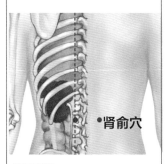 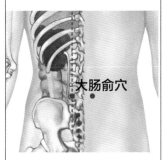 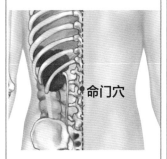 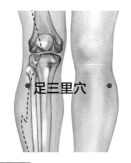

定位 位于第2腰椎棘突下，后正中线旁开1.5寸处。

定位 位于第4腰椎棘突下，后正中穴旁开1.5寸。

定位 位于腰部，后正中线上，第2、第3腰椎棘突间。

定位 小腿前外侧，外膝眼穴下3寸，外膝眼穴和解溪穴连线上。

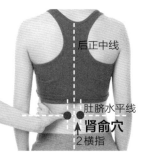 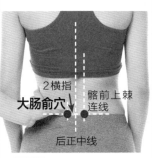 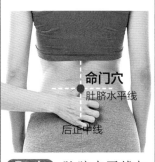 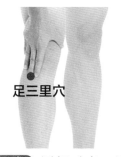

取穴 肚脐水平线与脊柱相交椎体处，后正中线旁开2横指处。

取穴 两侧髂前上棘连线与脊柱交点，后正中线旁开2横指处。

取穴 肚脐水平线与后正中线交点处。

取穴 同侧手虎口围住髌骨外上缘，其余四指向下，中指指尖处。

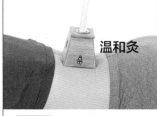 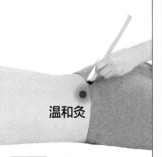 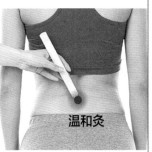 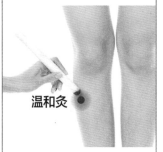

温和灸

温和灸

温和灸

温和灸

灸法 艾条温和灸10~15分钟。

灸法 艾条温和灸10~15分钟。

灸法 艾条温和灸10~15分钟。

灸法 艾条温和灸10~15分钟。

便秘在临床上主要表现为：大便质地干燥坚硬、难以解出；或虽不干燥也有便意，却仍排泄困难；或排便间隔时间长，1~5天甚至1周以上才解1次，并可伴有腹痛腹胀、闷满恶心、食欲不振、口干口臭等不适，严重者还可出现失眠、头晕、头痛、精神萎靡或情绪烦躁。若长期便秘，很容易导致体形肥胖、色素沉淀、痔疮肛裂、大便出血、直肠肿瘤等病症。

病因

中医将便秘称为"阳结""阴结""脾约"等，分为热秘、气秘、气虚秘、阳虚秘数种类型。"秘"的意思是不通，便秘为大肠传导功能的失常，病变部位虽然在肠，但与体内脾、胃、肾以及气血、津液的代谢，均密切相关。

治则

虚实便秘，各有通补
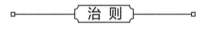

首先可取手足阳明胃经和大肠经的天枢穴、手三里穴、合谷穴、下巨虚穴等穴位，气滞者行而动之，气虚者补而推之；同时再取足太阳膀胱经中脾俞穴、胃俞穴，健脾和胃，调节胃肠蠕动，促进粪便下泻。人体中的气与津液，藏匿和通行于三焦，故取手少阳三焦经的支沟穴，以三焦之气推之、三焦之津润之，以解便秘之苦。

艾灸时，可先灸背部太阳经的脾俞穴、胃俞穴两穴，然后灸腹部阳明经和任脉的天枢穴、关元穴，接下来按阳明经和少阳经中的手三里穴、合谷穴、支沟穴、下巨虚穴的排列顺序，依次施灸。

疗程

施灸时，将艾条点燃，对准以上各穴，在上方3厘米处，选取温和灸、雀啄灸、回旋灸等灸法，背腹部每穴15分钟，四肢每穴20分钟，每天灸1次或2次。

"艾"心提示

因便秘者多为气机不畅或气虚津乏所致，所以不论虚秘、实秘、热秘、寒秘，都可灸手少阳三焦经中的支沟穴，以缓解便秘。若是实秘者，可配天枢穴、下巨虚穴；若是虚秘者，可配关元穴、足三里穴；若是火旺阳盛热秘者，可暂停艾灸。假若确有需要，也可选择肢体远端的某些穴位，如支沟穴、下巨虚穴等穴位施灸。

脾俞穴	胃俞穴	天枢穴	关元穴

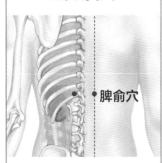 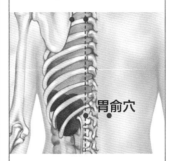 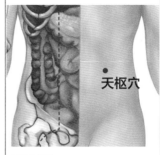 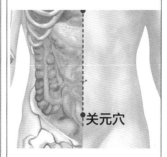

定位 位于背部,第11胸椎棘突下,后正中线旁开1.5寸。

定位 位于背部,第12胸椎棘突下,后正中线旁开1.5寸处。

定位 位于脐眼两侧,平脐中水平线,旁开1.5寸。

定位 在下腹部,脐中下3寸,前正中线上。

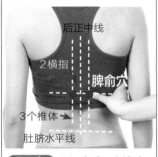 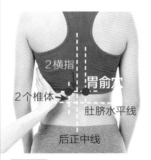 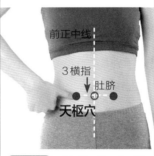 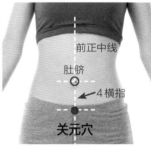

取穴 肚脐水平线与脊柱相交椎体处,往上推3个椎体,下缘旁开2横指处。

取穴 肚脐水平线与脊柱相交椎体处,往上推2个椎体,下缘旁开2横指处。

取穴 肚脐旁开3横指,按压有酸胀感处。

取穴 在下腹部,前正中线上,肚脐中央向下4横指处。

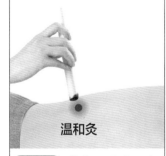 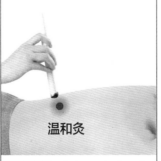 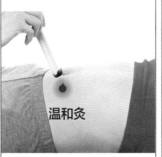 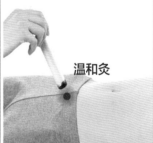

温和灸

温和灸

温和灸

温和灸

灸法 艾条温和灸、雀啄灸或回旋灸15分钟。

灸法 艾条温和灸、雀啄灸或回旋灸15分钟。

灸法 艾条温和灸、雀啄灸或回旋灸15分钟。

灸法 艾条温和灸、雀啄灸或回旋灸15分钟。

手三里穴	合谷穴	支沟穴	下巨虚穴

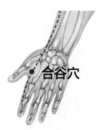

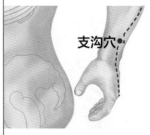

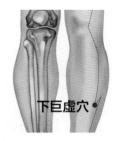

手三里穴

合谷穴

支沟穴

下巨虚穴

定位 在前臂,肘横纹下2寸,阳溪穴与曲池穴连线上。

定位 手背,第1与第2掌骨之间,近第2掌骨中点桡侧处。

定位 在前臂后区,腕背侧远端横纹上3寸,尺骨与桡骨间隙中点。

定位 位于小腿外膝眼下9寸,外膝眼穴与解溪穴连线上。

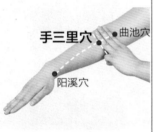

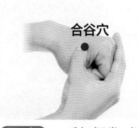

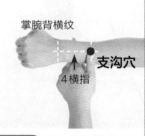

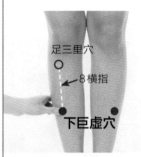

取穴 先找到曲池穴、阳溪穴,两者连线,曲池穴向下3横指即是。

取穴 一手轻握拳,拇指、食指轻触;另一手握拳外,拇指指腹垂直下压处。

取穴 掌腕背横纹中点直上4横指,前臂两骨头之间凹陷处。

取穴 先找到足三里穴,向下8横指,凹陷处即是。

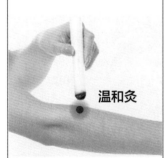

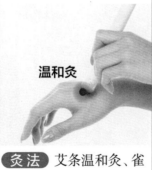

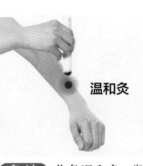

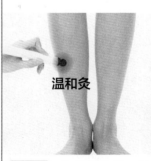

温和灸

温和灸

温和灸

温和灸

灸法 艾条温和灸、雀啄灸或回旋灸20分钟。

灸法 艾条温和灸、雀啄灸或回旋灸20分钟。

灸法 艾条温和灸、雀啄灸或回旋灸20分钟。

灸法 艾条温和灸、雀啄灸或回旋灸20分钟。

医学上将人体直肠末端黏膜下和肛管皮肤下静脉丛，发生扩张和屈曲后形成的柔软静脉团，称为痔。痔疮因部位不同，有内痔、外痔和混合痔。形体肥胖，排便时持续用力等因素，都可导致静脉内压力升高、静脉肿大。女性在妊娠期内，因盆腔静脉受压，也会妨碍到静脉的血液循环而诱发痔疮。当直肠末端出现痔疮后，肛门内肿大扭曲的静脉壁就会变得很薄，排便时极容易破裂，发生出血或形成血栓，引起局部疼痛。

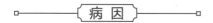

病因

人之后阴（肛门），为大肠之末端，受肾气所控，与督脉、任脉、足太阳经、足厥阴经为邻。所以不论男女，造成痔疮多发的主要原因，就是肺肾气血不足。

治则

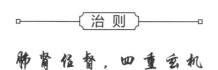

艾灸具有强大的温补、温通、行气、活血、化瘀、利湿、消肿等功效，可以改善肛门四周的血液循环，令凸起膨大的静脉血管有所收缩。根据中医理论，肛门为人之魄门，内通肺与大肠，外连任督二脉，故可选取手足阳明经、任脉、督脉的足三里穴、上巨虚穴、曲池穴、中脘穴、关元穴、天枢穴、大肠俞穴、长强穴等穴位，行气活血、散结止痛，调节胃肠的代谢与排泄功能，缓解和消除肛门肿痛。若有出血时，还可灸百会穴、孔最穴，益气止血。

施灸时，可将艾条点燃，高悬于穴位上方3厘米处，先灸腰臀部的大肠俞穴、次髎穴、长强穴三穴，再灸胸腹部的中脘穴、天枢穴、关元穴三穴，最后灸上下肢的曲池穴、足三里穴、上巨虚穴等穴位。

疗程

施艾时间以晚间临睡前为宜，每天1次，每穴各灸20分钟，以局部皮肤泛红为度，1周为1个疗程，可连续灸治数个疗程。

"艾"心提示

艾灸结束后，还可以配合提肛运动。全身放松，像忍大便一样，将肛门向上提，然后放松，接着再往上提，一提一松，反复进行。每日临睡和起床前各1次，每次30下。饮食上增加富含膳食纤维的食物摄入量，并可在每晚临睡前温水坐浴半小时，治疗痔疮效果更佳。香菜加醋煎煮后清洗患处，对于治疗痔疮肿痛有一定的效果。

大肠俞穴	次髎穴	长强穴

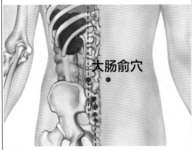

定位 位于第4腰椎棘突下，后正中线旁开1.5寸。

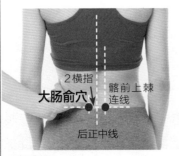

2横指
大肠俞穴 髂前上棘连线
后正中线

取穴 两侧髂前上棘连线与脊柱交点，后正中线旁开2横指处。

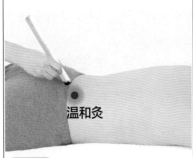

温和灸

灸法 艾条温和灸20分钟。

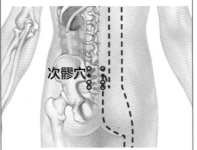

定位 位于第2骶后孔中。

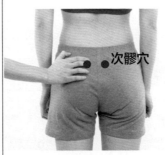

次髎穴

取穴 除拇指外，四指分别按于骶骨第1到第4骶椎棘突上，向外移1横指，中指所指位置。

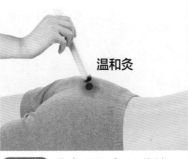

温和灸

灸法 艾条温和灸20分钟。

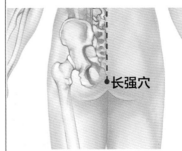

定位 位于尾骨尖端与肛门之间的中点。

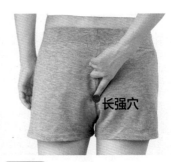

长强穴

取穴 在尾骨端下，尾骨端与肛门连线中点处。

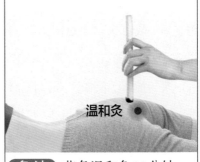

温和灸

灸法 艾条温和灸20分钟。

中脘穴	天枢穴	关元穴

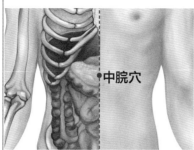 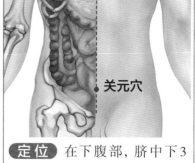 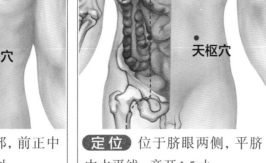

定位 人体上腹部，前正中线上，当脐中上4寸处。

定位 位于脐眼两侧，平脐中水平线，旁开1.5寸。

定位 在下腹部，脐中下3寸，前正中线上。

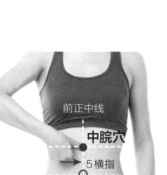 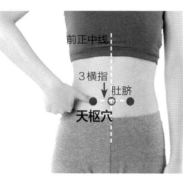 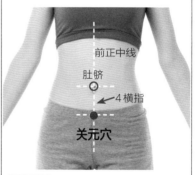

取穴 在上腹部，前正中线上，肚脐中央向上5横指处。

取穴 肚脐旁开3横指，按压有酸胀感处。

取穴 在下腹部，前正中线上，肚脐中央向下4横指处。

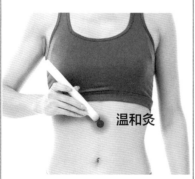 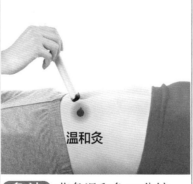 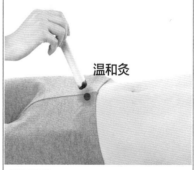

灸法 艾条温和灸20分钟。

灸法 艾条温和灸20分钟。

灸法 艾条温和灸20分钟。

111

曲池穴

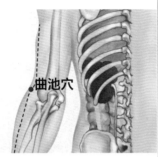

定位 在肘部，尺泽穴与肱骨外上髁连线的中点处。

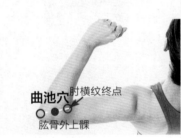

曲池穴 肘横纹终点
肱骨外上髁

取穴 正坐，轻抬手臂，当肱骨外上髁与肘横纹终点连线的中点处。

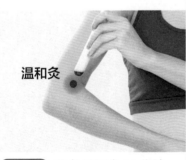

温和灸

灸法 艾条温和灸20分钟。

足三里穴

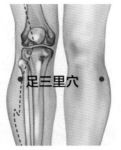

足三里穴

定位 小腿前外侧，外膝眼穴下3寸，外膝眼穴和解溪穴连线上。

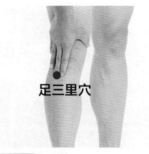

足三里穴

取穴 同侧手虎口围住髌骨外上缘，其余四指向下，中指指尖处。

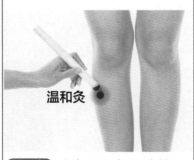

温和灸

灸法 艾条温和灸20分钟。

上巨虚穴

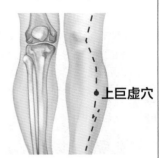

上巨虚穴

定位 在小腿外侧，外膝眼穴下6寸，外膝眼穴与解溪穴连线上。

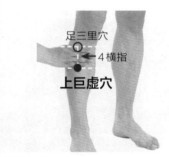

足三里穴
4横指
上巨虚穴

取穴 先找到足三里穴，向下量4横指凹陷处。

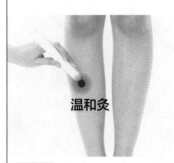

温和灸

灸法 艾条温和灸20分钟。

哮喘 初期在肺，后期及肾

临床医学中，哮喘既是一种症状，又是一个病名。前者可以由多种疾病引起，如喘息性支气管炎、心力衰竭引起的心源性哮喘，而后者则单指"支气管哮喘"这一特定疾病。哮喘的临床表现主要分为哮和喘，"哮"是指呼吸时有哮鸣音出现，"喘"则是指气急、呼吸困难，严重时患者甚至无法平卧。哮喘发作时还常常会伴有咳嗽、咯痰、胸闷等其他呼吸道症状。

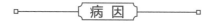

病因

支气管哮喘，也是一种变态反应性疾病，该病的发生大多与某种特定的致敏原有关，如花粉，蛋白质，螨虫，空气中的尘埃、飞絮等。

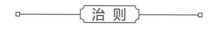

治则

初期在肺，后期及肾

哮喘初期、发作期大多病在肺，风寒侵袭、痰湿阻肺，造成肺气上逆，以邪实为主。中后期往往久病及肾、下元虚亏，导致肾不纳气，以正虚为主。"急者治标、缓者治本"，在发病的初期、急性发作期，可取天突穴、肺俞穴、厥阴俞穴、列缺穴等穴位，宣肺祛邪、止哮平喘。久病后的缓解期，可取肾俞穴、命门穴、腰阳关穴、关元俞穴等穴位，培补下元、补肾纳气。

疗程

施灸时，将艾条点燃，在以上诸穴，取温和灸、雀啄灸，每穴各灸15分钟，以皮肤表面微红，穴位深部有明显温热感为宜。该病患者除急性发作期外，还可在每年夏季的三伏天，每天灸1次或2次，连续灸3年，以增强体质，预防哮喘的发生。

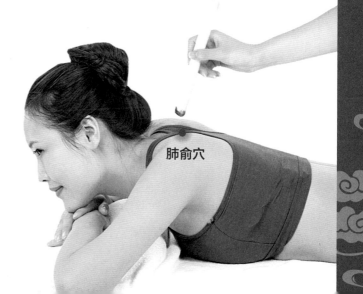

▼肺俞穴是哮喘病的"克星"，每天温和灸或雀啄灸15分钟，可有效增强肺活量，调节呼吸。

肺俞穴

天突穴	肺俞穴	厥阴俞穴	列缺穴

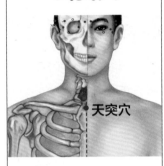

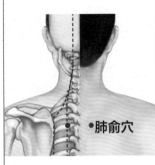

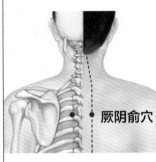

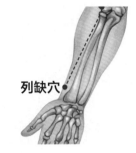

天突穴

肺俞穴

厥阴俞穴

列缺穴

定位 前正中线上，胸骨上窝中央。

定位 位于背部，第3胸椎棘突下，后正中线旁开1.5寸。

定位 位于第4胸椎棘突下，后正中线旁开1.5寸。

定位 位于桡骨茎突上方，腕横纹上1.5寸。

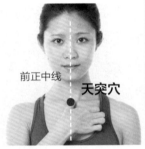

前正中线 **天突穴**

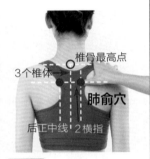

椎骨最高点
3个椎体→ **肺俞穴**
后正中线 2横指

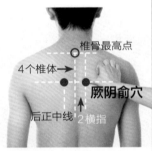

椎骨最高点
4个椎体→ **厥阴俞穴**
后正中线 2横指

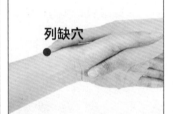

列缺穴

取穴 由喉部正中直下可摸到一凹窝，中央处。

取穴 颈背交界处椎骨最高点向下推3个椎体，下缘旁开2横指处。

取穴 颈背交界处椎骨最高点向下推4个椎体，下缘旁开2横指处。

取穴 两手虎口相交，一手食指压另一手桡骨茎突上，食指指尖到达处。

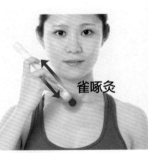

雀啄灸

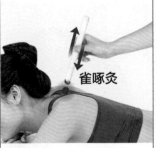

雀啄灸

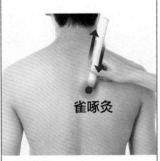

雀啄灸

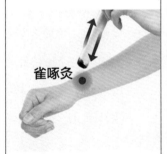

雀啄灸

灸法 艾条温和灸或雀啄灸15分钟。

灸法 艾条温和灸或雀啄灸15分钟。

灸法 艾条温和灸或雀啄灸15分钟。

灸法 艾条温和灸或雀啄灸15分钟。

肾俞穴	命门穴	腰阳关穴	关元俞穴
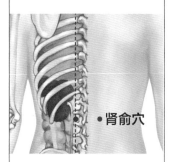	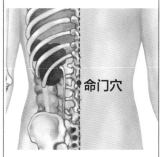	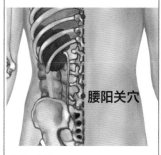	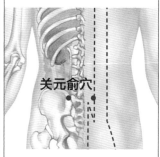
定位 位于第2腰椎棘突下，后正中线旁开1.5寸处。	**定位** 位于腰部，后正中线上，第2、第3腰椎棘突间。	**定位** 位于腰部，后正中线上，第4腰椎棘突下凹陷处。	**定位** 位于第5腰椎棘突下，后正中线旁开1.5寸。
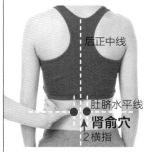	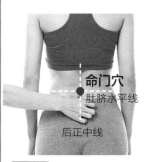	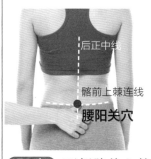	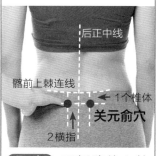
取穴 肚脐水平线与脊柱相交椎体处，后正中线旁开2横指处。	**取穴** 肚脐水平线与后正中线交点处。	**取穴** 两侧髂前上棘连线与后正中线交点处，可触及一凹陷处。	**取穴** 两侧髂前上棘连线与脊柱交点，往下推1个椎体，旁开2横指处。
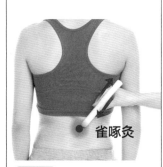	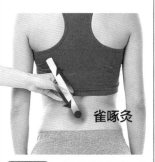	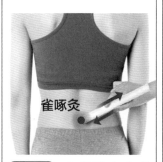	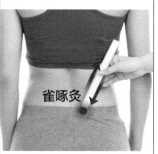
灸法 艾条温和灸或雀啄灸15分钟。	**灸法** 艾条温和灸或雀啄灸15分钟。	**灸法** 艾条温和灸或雀啄灸15分钟。	**灸法** 艾条温和灸或雀啄灸15分钟。

艾灸帮个忙，慢性病家中调

中医典籍中并没有"慢性病"一词，但在古代文献中有"缓症""久病""急者治其标，缓者治其本""久病必虚，久病多瘀"等描述，这些其实就是中医治疗慢性疾病的基本理念。现代医学研究发现，许多慢性病，如高血压、糖尿病，年长日久都会损害靶器官，或影响周围神经、肢端血管的功能。这与中医常说的"久病必损、损者必虚，久病多瘀、气血必阻"是一个道理。而艾灸疗法的最大特点就是益气补血、行气活血，温补与温通，因此艾灸非常适合以多虚、多瘀为主要特征的慢性疾病的治疗和调理。

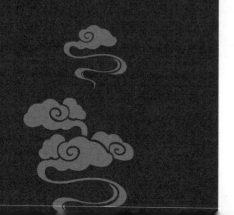

糖尿病　上盛下虚，泻火补水

糖尿病是一种由内分泌功能异常所引起的慢性代谢性疾病。在临床上其典型的症状就是多尿、多食、多饮、疲乏无力、形体消瘦、皮肤瘙痒、出汗异常、视力模糊、肢体麻木、皮肤感染、伤口难以愈合等。其中1型糖尿病（胰岛素依赖型）较多见于青少年，2型糖尿病大多见于中老年人。

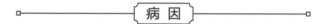

病因

糖尿病患者多是脾虚湿重体质，体内环境黏稠不爽、血流不畅，会直接影响身体的新陈代谢。痰湿就是因为体内积聚的湿气过多，以致变得黏稠，这也就是中医中常说的"湿聚成痰"，极易将经脉瘀堵，从而形成各种疾病及其并发症。

治则

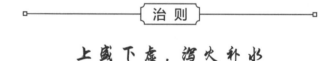

上盛下虚，泻火补水

中医认为，五脏中肾主水，而肺为水之上源，脾胃又主受纳水谷。倘若体内火热炽盛、灼伤津液，便会导致气阴两虚，出现上盛下虚之证，因胃火旺而肾阴弱，形成所谓的"消渴"病。所以艾灸治疗糖尿病，可取外关穴清三焦之热，取内关穴泄心包之火，取合谷穴去肠中之渴，取足三里穴降胃中之实，取阳陵泉穴排胆内之郁；再配肾俞穴补肾中之水，取脾俞穴益脾中之气，取三阴交穴生阴中之津。

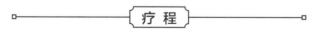

疗程

以上穴位按照先背部、后四肢的灸治顺序，每穴各灸20分钟，以皮肤出现红晕温热为度。

肾俞穴	脾俞穴	外关穴	内关穴

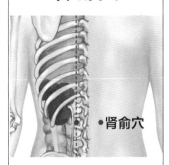 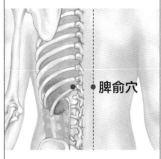 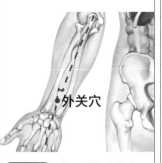 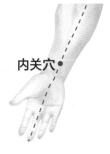

肾俞穴

脾俞穴

外关穴

内关穴

定位 位于第2腰椎棘突下，后正中线旁开1.5寸处。

定位 位于背部，第11胸椎棘突下，后正中线旁开1.5寸。

定位 位于前臂背侧，腕横纹上2寸，尺骨与桡骨之间。

定位 位于前臂掌侧，腕横纹上2寸，掌长肌腱与桡侧腕屈肌腱之间。

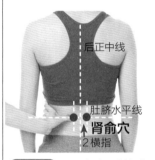 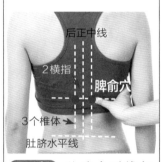 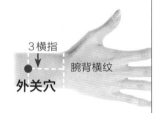 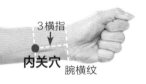

取穴 肚脐水平线与脊柱相交椎体处，后正中线旁开2横指处。

取穴 肚脐水平线与脊柱相交椎体处，往上推3个椎体，下缘旁开2横指处。

取穴 抬臂俯掌，掌腕背横纹中点直上3横指，前臂两骨头之间凹陷处。

取穴 屈腕微握拳，从腕横纹向上3横指，两条索状筋之间即是。

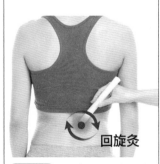 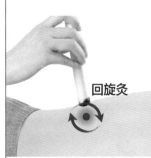 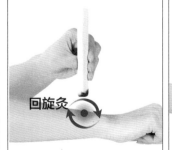 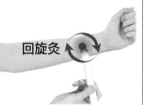

灸法 艾条温和灸、雀啄灸或回旋灸20分钟。

灸法 艾条温和灸、雀啄灸或回旋灸20分钟。

灸法 艾条温和灸、雀啄灸或回旋灸20分钟。

灸法 艾条温和灸、雀啄灸或回旋灸20分钟。

合谷穴	足三里穴	阳陵泉穴	三阴交穴
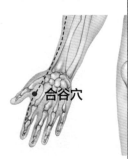	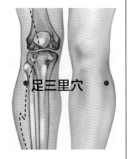	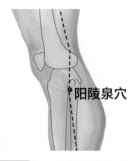	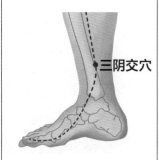
定位 手背，第1与第2掌骨之间，近第2掌骨中点桡侧处。	**定位** 小腿前外侧，外膝眼穴下3寸，外膝眼穴和解溪穴连线上。	**定位** 在小腿外侧，腓骨小头前下方凹陷中。	**定位** 位于小腿内侧，当足内踝尖直上3寸，胫骨内侧缘后方。
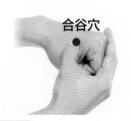	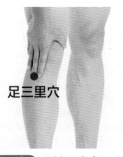	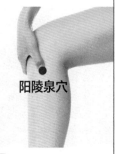	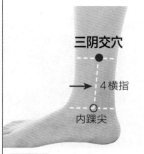
取穴 一手轻握拳，拇指、食指轻触；另一手握拳外，拇指指腹垂直下压处。	**取穴** 同侧手虎口围住髌骨外上缘，其余四指向下，中指指尖处。	**取穴** 屈膝90度，膝关节外下方，腓骨小头前下方凹陷处。	**取穴** 手四指并拢，小指下缘靠内踝尖上，食指上缘所在水平线与胫骨后缘交点处。
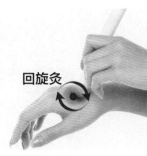	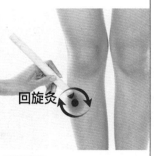	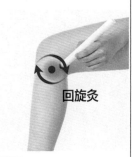	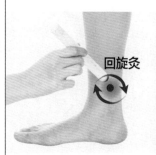
灸法 艾条温和灸、雀啄灸或回旋灸20分钟。	**灸法** 艾条温和灸、雀啄灸或回旋灸20分钟。	**灸法** 艾条温和灸、雀啄灸或回旋灸20分钟。	**灸法** 艾条温和灸、雀啄灸或回旋灸20分钟。

高血压 滋阴潜阳，平息肝风

高血压又称原发性高血压，属于全身性慢性血管疾病，是中老年人的常见病、多发病。临床上该病常见有头晕头痛、耳鸣健忘、失眠多梦等不适。如不积极控制，持续性的血压升高，很有可能导致心、脑、血管、肾脏等靶器官受损，引发脑卒中、心脏病、血管瘤、肾功能衰竭等疾病。

119

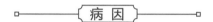

病因

医学研究发现，引发高血压的原因很多，主要分为遗传和环境两个方面，如不良的生活饮食习惯、精神的高度紧张。

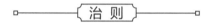

治则

滋阴潜阳，平息肝风

中医中并无高血压之名，临床上大多散见于"眩晕""头痛""肝阳""肝风"等证，主要是由心、肝、肾诸脏的气血阴阳失调，导致体内风、火、痰、瘀、虚作怪，气血逆乱上行所致；或因素体脾虚、饮食不节、忧思劳倦、损伤脾阳，造成痰湿积聚、阻滞脉络、清阳不升，出现头目眩晕。因此可取头、面、颈部督脉的百会穴、印堂穴、大椎穴，手足阳明经的曲池穴、足三里穴，行气通阳、化痰祛湿、清利头目。若是由肝肾阴虚、肝阳上亢或肝风内动所致，可取足阳明胃经的足三里穴、足少阳胆经的绝骨穴、足厥阴肝经的太冲穴、足少阴肾经的涌泉穴，滋阴潜阳、平息肝风。

疗程

施灸时，可将艾条高悬于所灸穴位上方3厘米处，先灸头、面、颈部之穴各10分钟，再灸四肢穴位20分钟，每天1次，待血压稳定至正常水平后，可改为1周2次或3次。也可在临睡前洗净足部，随后将艾条点燃，对准足三里穴、绝骨穴、太冲穴、涌泉穴，各灸20分钟，每天1次，7天为1个疗程，休息2天后，再进行第2个疗程，连灸3~5个疗程。

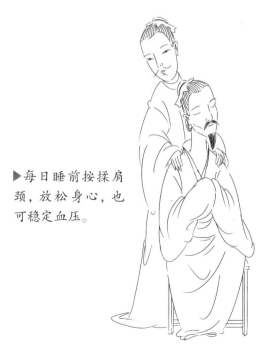

▶每日睡前按揉肩颈，放松身心，也可稳定血压。

百会穴	印堂穴	大椎穴	曲池穴
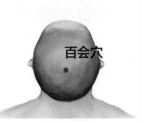	 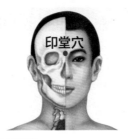	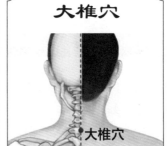	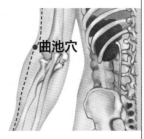
定位 在头部，前发际正中直上5寸。	**定位** 在头部，两眉毛内侧端中间的凹陷中。	**定位** 后正中线上，第7颈椎棘突下与第1胸椎之间凹陷处。	**定位** 在肘部，尺泽穴与肱骨外上髁连线的中点处。
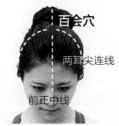	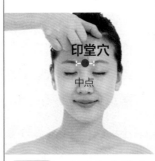	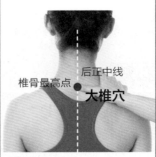	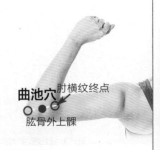
取穴 在头部正中线上，两耳尖连线的中点处。	**取穴** 两眉头连线中点处。	**取穴** 颈背交界椎骨高突处椎体，下缘凹陷处。	**取穴** 正坐，轻抬手臂，当肱骨外上髁与肘横纹终点连线的中点处。
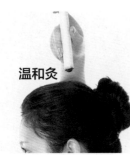	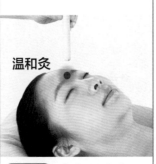	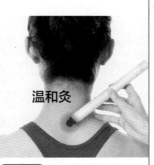	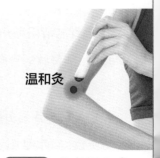
灸法 艾条温和灸10分钟。	**灸法** 艾条温和灸10分钟。	**灸法** 艾条温和灸10分钟。	**灸法** 艾条温和灸20分钟。

足三里穴	绝骨穴	太冲穴	涌泉穴
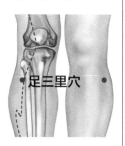	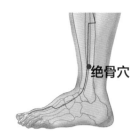	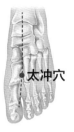	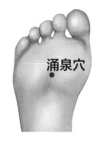
定位 小腿前外侧，外膝眼穴下3寸，外膝眼穴和解溪穴连线上。	**定位** 位于小腿外侧，外踝上3寸，腓骨前缘。	**定位** 位于足背，第1、第2跖骨结合部前的凹陷处。	**定位** 在足底，屈足卷趾时足心最凹陷处。
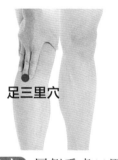	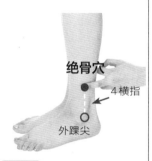	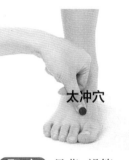	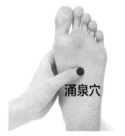
取穴 同侧手虎口围住髌骨外上缘，其余四指向下，中指指尖处。	**取穴** 小腿外侧部，外踝尖上4横指，腓骨前缘凹陷处。	**取穴** 足背，沿第1、第2趾间横纹向足背上推，可感有一凹陷处即是。	**取穴** 卷足，足底前1/3处可见有一凹陷，按压有酸痛感处。
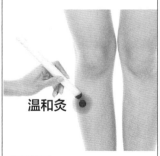	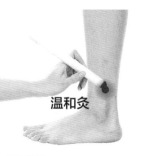	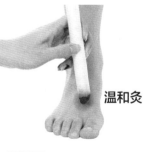	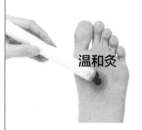
灸法 艾条温和灸20分钟。	**灸法** 艾条温和灸20分钟。	**灸法** 艾条温和灸20分钟。	**灸法** 艾条温和灸20分钟。

高脂血症 化痰除湿，行气活血

人体血浆中所含的脂类物质，统称为血脂。如果体内脂肪代谢异常，导致血浆中胆固醇和甘油三酯水平升高，并堆积在血管、腹部等处，就会形成高脂血症。

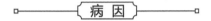
病因

大部分高脂血症属于继发性高脂血症，多因糖尿病、肾病综合征、甲状腺功能减退、肥胖症等病而起。而原发性高脂血症，则主要与遗传、环境因素有关。

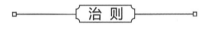
治则

化痰除湿，行气活血

中医理论中将痰分为有形之痰和无形之痰。因此血脂异常生成的"痰"，并非是一般概念中的有形之痰（由呼吸道排出的分泌物），而是指体内津液的异常留驻，是人体病理代谢的产物。"湿"也是因脾胃运化失当、津液停聚所形成的病之邪，所以降血脂按照中医的说法就是化痰除湿。

古人云"脾为生痰之源"，故化痰除湿，首先须健脾和胃、行气运中，此时可取手足阳明经的合谷穴、天枢穴、足三里穴、丰隆穴，行气助阳、化痰燥湿；再配以任脉上胃之"募"穴的中脘穴，足太阳经的脾俞穴、胃俞穴，通过增强脾胃的运化代谢功能，分清别浊、消除痰湿生长的内在环境。施灸时，先将艾条点燃，然后悬置于所灸穴位上方3厘米处，先灸背部的脾俞穴、胃俞穴，再灸腹部的中脘穴、天枢穴，最后灸上肢的合谷穴，下肢的足三里穴、丰隆穴。

疗程

以上每穴各灸30分钟，每天1次，7天为1个疗程，可连续治疗5~9个疗程。

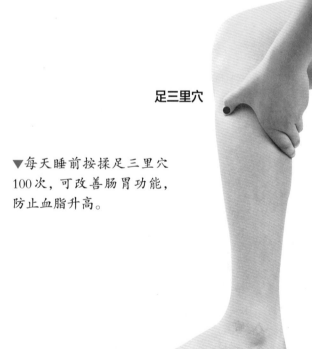

足三里穴

▼每天睡前按揉足三里穴100次，可改善肠胃功能，防止血脂升高。

脾俞穴	胃俞穴	中脘穴	天枢穴

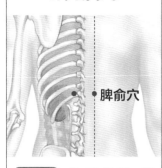 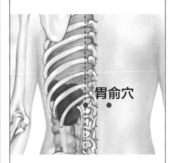 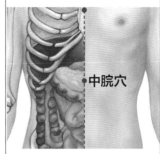 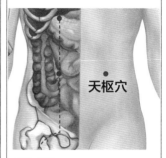

定位 位于背部,第11胸椎棘突下,后正中线旁开1.5寸。

定位 位于背部,第12胸椎棘突下,后正中线旁开1.5寸处。

定位 人体上腹部,前正中线上,当脐中上4寸处。

定位 位于脐眼两侧,平脐中水平线,旁开1.5寸。

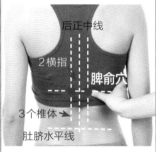 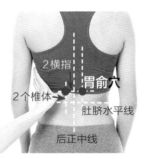 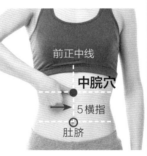 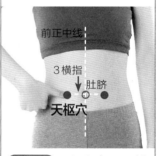

取穴 肚脐水平线与脊柱相交椎体处,往上推3个椎体,下缘旁开2横指处。

取穴 肚脐水平线与脊柱相交椎体处,往上推2个椎体,下缘旁开2横指处。

取穴 在上腹部,前正中线上,肚脐中央向上5横指处。

取穴 肚脐旁开3横指,按压有酸胀感处。

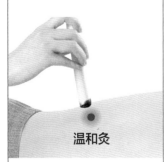 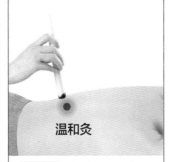 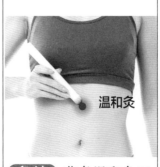 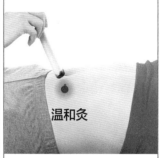

温和灸

温和灸

温和灸

温和灸

灸法 艾条温和灸30分钟。

灸法 艾条温和灸30分钟。

灸法 艾条温和灸30分钟。

灸法 艾条温和灸30分钟。

合谷穴	足三里穴	丰隆穴

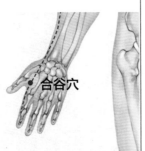

合谷穴

定位 手背，第1与第2掌骨之间，近第2掌骨中点桡侧处。

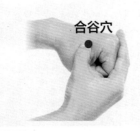

合谷穴

取穴 一手轻握拳，拇指、食指轻触；另一手握拳外，拇指指腹垂直下压处。

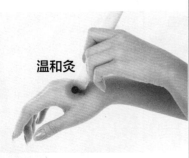

温和灸

灸法 艾条温和灸30分钟。

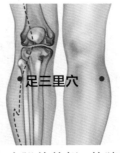

足三里穴

定位 小腿前外侧，外膝眼穴下3寸，外膝眼穴和解溪穴连线上。

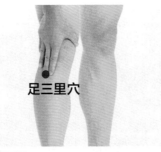

足三里穴

取穴 同侧手虎口围住髌骨外上缘，其余四指向下，中指指尖处。

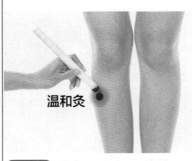

温和灸

灸法 艾条温和灸30分钟。

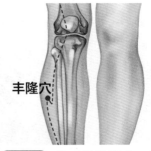

丰隆穴

定位 位于足外踝上8寸（大约在外膝眼与外踝尖的连线中点）处。

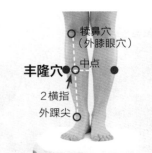

犊鼻穴
（外膝眼穴）
丰隆穴 中点
2横指
外踝尖

取穴 犊鼻穴与外踝前缘平外踝尖处连线中点，距胫骨2横指处。

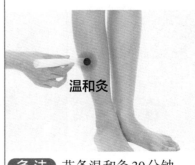

温和灸

灸法 艾条温和灸30分钟。

冠心病 温阳通痹，活血化瘀

冠心病全称是"冠状动脉粥样硬化性心脏病"，属于由冠状动脉器质性狭窄或阻塞所引起的一种缺血性心脏病。根据世界卫生组织的分类，冠心病大致可分为原发性心脏骤停型、心绞痛型、心肌梗死型、心力衰竭型、心律失常型五种类型。其主要的临床表现，就是胸部出现压榨性疼痛，疼痛可放射至颈、颌、手臂及胃部；同时可伴有眩晕、气促、出汗、寒战、恶心、昏厥等症状；严重者可因心力衰竭而死亡。

病 因

现代医学研究认为，导致冠心病心绞痛、心肌梗死发生的主要原因，是冠状动脉粥样硬化后所造成的心肌缺血，也就是中医所说的气滞血瘀、胸脉痹阻。

治 则

温阳通痹，活血化瘀

中医文献中类似"冠心病"的记录，多为"胸部闷痛，甚则胸痛彻背，喘息不得卧"，所以该病在古代大多归于"真心痛""胸痹"等证。采用艾灸预防和治疗冠心病，首先可取膻中穴、心俞穴、膈俞穴，宽胸理气、活血通痹；取内关穴、神门穴、劳宫穴，益心气、养心血、通心脉；再取丰隆穴，行气化痰、祛瘀降浊。

施灸时，将艾条点燃，先灸背部的心俞穴、膈俞穴，温通心阳；接着灸胸部的膻中穴，行气宽胸；随后灸内关穴、神门穴、劳宫穴、丰隆穴，以改善心脏的血液循环、加强疗效。

疗 程

有慢性心绞痛史者，每天可灸1次或2次，以上穴位每穴灸15分钟左右，直至疼痛缓解为止。

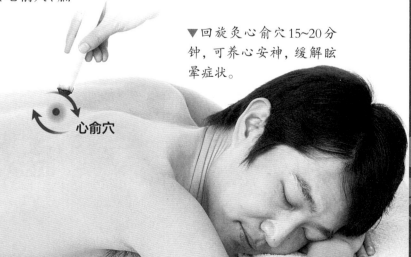

▼回旋灸心俞穴15~20分钟，可养心安神，缓解眩晕症状。

心俞穴

心俞穴

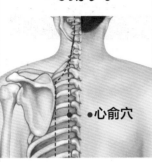

定位 在脊柱区,第5胸椎棘突下,后正中线旁开1.5寸。

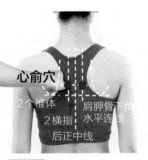

心俞穴
2个椎体 肩胛骨下角水平连线
2横指
后正中线

取穴 肩胛骨下角水平连线与脊柱相交椎体处,往上推2个椎体,后正中线旁开2横指处。

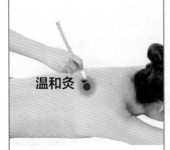

温和灸

灸法 艾条温和灸15分钟。

膈俞穴

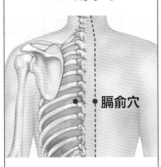

定位 在脊柱区,第7胸椎棘突下,后正中线旁开1.5寸。

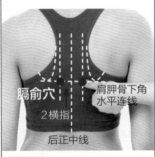

膈俞穴
肩胛骨下角水平连线
2横指
后正中线

取穴 肩胛骨下角水平连线与脊柱相交椎体处,下缘旁开2横指处。

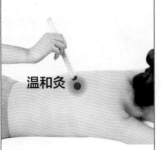

温和灸

灸法 艾条温和灸15分钟。

膻中穴

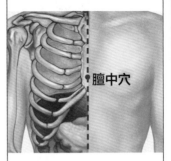

膻中穴

定位 位于胸骨中线上,平第4、第5肋间隙,两乳之间。

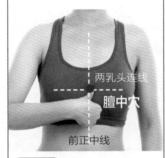

两乳头连线
膻中穴
前正中线

取穴 在前正中线上,两乳头之间的中点。乳房下垂者,则可由锁骨往下摸至第4肋骨,与前正中线交点处。

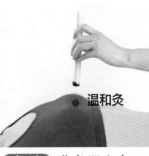

温和灸

灸法 艾条温和灸15分钟。

内关穴

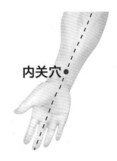

内关穴

定位 位于前臂掌侧,腕横纹上2寸,掌长肌腱与桡侧腕屈肌腱之间。

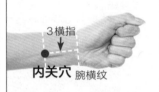

3横指
内关穴 腕横纹

取穴 屈肘微握拳,从腕横纹向上3横指,两条索状筋之间即是。

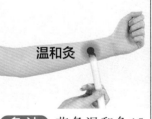

温和灸

灸法 艾条温和灸15分钟。

神门穴

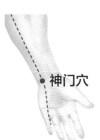

定位 位于手腕部，腕掌侧横纹尺侧端，尺侧腕屈肌腱的桡侧凹陷处。

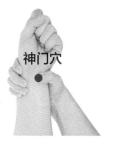

取穴 一手微握拳，另一手四指握住手腕，弯曲大拇指，指甲尖所在的凹陷处。

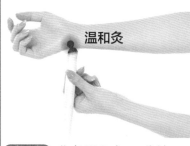

灸法 艾条温和灸15分钟。

劳宫穴

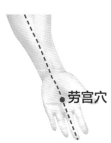

定位 在掌区，横平第3掌指关节近端，第2、第3掌骨之间偏于第3掌骨。

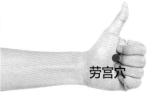

取穴 握拳屈指，中指指尖压在掌心第1横纹处即是。

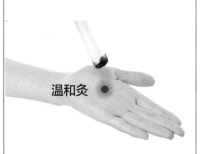

灸法 艾条温和灸15分钟。

丰隆穴

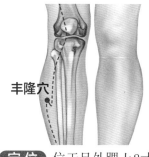

定位 位于足外踝上8寸（大约在外膝眼与外踝尖的连线中点）处。

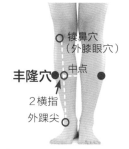

取穴 犊鼻穴与外踝前缘平外踝尖处连线中点，距胫骨2横指处。

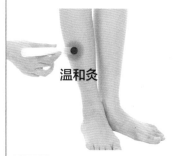

灸法 艾条温和灸15分钟。

痛风　疏风散寒，除湿通络

现代医学认为，痛风是一种终身性疾病，如果没有肾功能损害或关节畸形，患者经过有效治疗一般都能维持正常的工作与生活。但痛风易反复发作，给患者带来较大的痛苦，严重者还可出现关节畸形和功能障碍，合并尿路结石、间质性肾炎、高脂血症、高血压、糖尿病等疾病，损害身体健康。

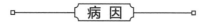

病　因

痛风是因嘌呤代谢异常，尿酸产生过多或排泄不良，导致血中尿酸升高，尿酸盐结晶沉积于关节滑膜、滑囊、软骨及其他组织中引起的反复发作性炎症性疾病。

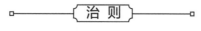

治　则

疏风散寒，除湿通络

中医认为，痛风外受风、寒、湿等病邪侵袭，内有气血阻滞、经络瘀结，导致肢体远端关节的肿胀、疼痛、麻木、结节、屈伸不利。发病初期多属实证，长久之后正虚邪实，于是虚实夹杂，甚至病变，最后可由经络波及脏腑，导致脏腑痹（脏器如肾功能的损害）。因而选择艾灸治疗，可扶正祛邪、活血通络，促进机体的气血运行，改善肢体远端关节局部的血液循环，增加尿酸盐的排泄，减轻和缓解关节疼痛。

施灸时，若正逢痛风急性发作期，可选择在病变发作关节的远端位置取穴，如足三里穴、阳陵泉穴、阴陵泉穴、丰隆穴、三阴交穴、绝骨穴、太冲穴、内庭穴等穴位，疏经通络、去热除湿。

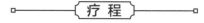

疗　程

每天艾灸1次，以上每穴灸20分钟，如果关节有红、肿、热、痛者，灸火不宜过旺，以局部皮肤温热舒适为宜。

"艾"心提示

痛风患者在缓解期用艾叶煮水泡脚，每天临睡前泡一泡脚，能够使站立、行走一天后的下肢得到舒缓，起到一定舒筋活血的作用。但是处于痛风急性发作期的患者，是不能用艾叶水泡脚的。因为此时关节发炎，红、肿、热、痛症状明显，如果再用热的艾叶水泡脚，无异于火上浇油。泡脚后一定要用毛巾擦干水，并穿上袜子。尤其是在冬天，泡过脚后，脚上的毛孔都处于张开状态，如果受风，很容易使关节受寒，引起痛风急性发作。

足三里穴	阳陵泉穴	阴陵泉穴	丰隆穴
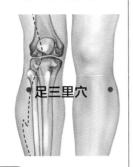	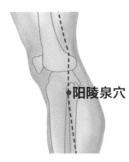	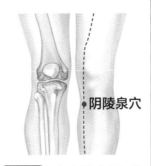	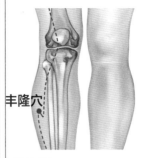
定位 小腿前外侧，外膝眼穴下3寸，外膝眼穴和解溪穴连线上。	**定位** 在小腿外侧，腓骨小头前下方凹陷中。	**定位** 在小腿内侧，膝下胫骨内侧凹陷中。	**定位** 位于足外踝上8寸（大约在外膝眼与外踝尖的连线中点）处。
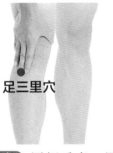	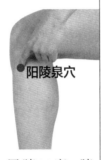	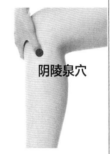	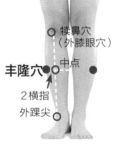
取穴 同侧手虎口围住髌骨外上缘，其余四指向下，中指指尖处。	**取穴** 屈膝90度，膝关节外下方，腓骨小头前下方凹陷处。	**取穴** 膝90度，膝关节外下方，腓骨小头前下方凹陷处。	**取穴** 犊鼻穴与外踝前缘平外踝尖处连线中点，距胫骨2横指。
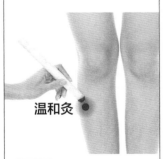	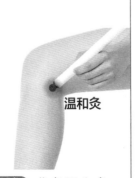	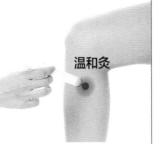	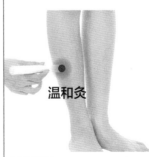
灸法 艾条温和灸20分钟。	**灸法** 艾条温和灸20分钟。	**灸法** 艾条温和灸20分钟。	**灸法** 艾条温和灸20分钟。

三阴交穴

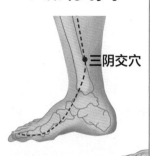

三阴交穴

定位 位于小腿内侧，当足内踝尖直上3寸，胫骨内侧缘后方。

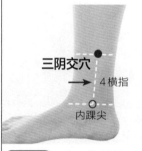

三阴交穴 → 4横指
内踝尖

取穴 手四指并拢，小指下缘靠内踝尖上，食指上缘所在水平线与胫骨后缘交点处。

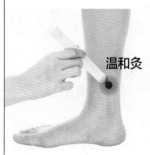

温和灸

灸法 艾条温和灸20分钟。

绝骨穴

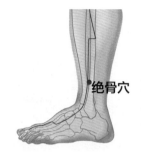

绝骨穴

定位 位于小腿外侧，外踝上3寸，腓骨前缘。

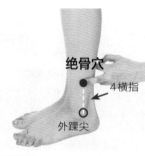

绝骨穴 4横指
外踝尖

取穴 小腿外侧部，外踝尖上4横指，腓骨前缘凹陷处。

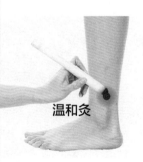

温和灸

灸法 艾条温和灸20分钟。

太冲穴

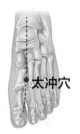

太冲穴

定位 位于足背，第1、第2跖骨结合部前的凹陷处。

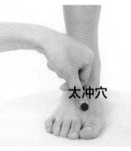

太冲穴

取穴 足背，沿第1、第2趾间横纹向足背上推，可感有一凹陷处即是。

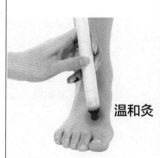

温和灸

灸法 艾条温和灸20分钟。

内庭穴

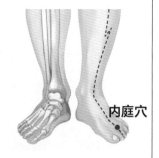

内庭穴

定位 位于足背，第2、第3趾间，趾蹼缘后方赤白肉际处。

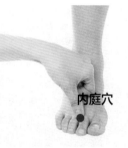

内庭穴

取穴 足背第2、第3趾之间，皮肤颜色深浅交界处。

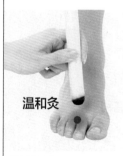

温和灸

灸法 艾条温和灸20分钟。

脂肪肝 行气调肝，健脾和胃

如果肝脏内脂肪的含量超过了肝脏重量（湿重）的5%，即可诊断为脂肪肝。从病理学角度讲，因脂肪肝处在肝纤维化和肝硬化之间的过渡阶段，所以它不仅会影响肝脏的正常代谢，而且纤维化若继续发展，就会导致肝硬化。此外，脂肪肝患者大多合并有糖尿病、高脂血症等疾病，这些病相互影响，对人体的健康构成威胁。

轻度脂肪肝患者，在其发病初期一般没有明显不适。中度以上的脂肪肝患者，则有四肢乏力、头晕易倦、口干发苦、食欲下降等症状，或进食后腹部胀满，右胁肋部钝痛，大便时干时稀等。部分重度脂肪肝患者，还可在肝功能检查中发现某些指标异常。若合并有糖尿病、高脂血症者，同时可伴有皮肤瘙痒、多饮多尿、心悸气喘等不适。在超过标准体重50%的肥胖人群中，脂肪肝的发生率可达50%左右，因此肥胖人士若出现上述症状，即应考虑有脂肪肝的可能。

病因

目前认为，脂肪肝的发生与饮食、生活习惯、遗传和疾病因素等有关。

治则

行气调肝，健脾和胃

中医认为，导致脂肪肝的主要原因，是体内肝失疏泄、脾失健运，若再过食肥甘厚腻，嗜酒，便会导致湿邪不化、痰湿内生。而艾灸重在外治，不仅操作方便、简单，而且无痛、无毒副作用，具有行气活血、疏肝利胆、健脾祛湿等功效，以促进肝内脂肪的转化与排泄，改善和增强机体的肝脏功能。主要选择肝、脾、胃三经和任脉之穴，将体内的痰湿浊瘀排出体外。这里尤其要推荐中脘穴、丰隆穴、足三里穴三穴。

中脘穴又名太仓穴，为任脉和手太阳、手少阳、足阳明之会，胃之募穴，八会穴之腑会。丰隆穴，古今医学家所公认推崇的行气布津、湿痰自化之首穴。足三里穴，是能调理上、中、下三焦，促进脾胃运化，降低血脂、血液黏稠度的"健康第一穴"。再与其他诸穴相辅相成，以护肝消脂。

疗程

每天1次，每穴灸20分钟，直至病症缓解。

中脘穴	天枢穴	足三里穴

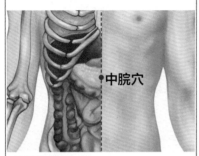 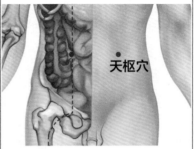 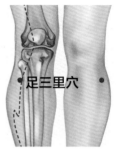

定位 人体上腹部,前正中线上,当脐中上4寸处。

定位 位于脐眼两侧,平脐中水平线,旁开1.5寸。

定位 小腿前外侧,外膝眼穴下3寸,外膝眼穴和解溪穴连线上。

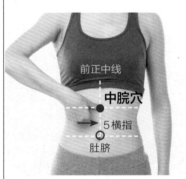 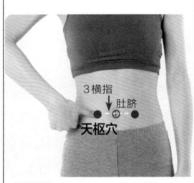 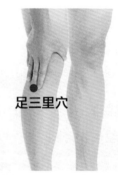

取穴 在上腹部,前正中线上,肚脐中央向上5横指处。

取穴 肚脐旁开3横指,按压有酸胀感处。

取穴 同侧手虎口围住髌骨外上缘,其余四指向下,中指指尖处。

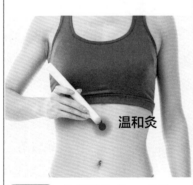 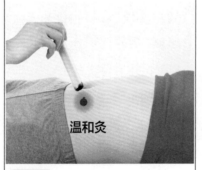 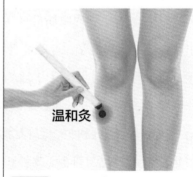

灸法 艾条温和灸20分钟。

灸法 艾条温和灸20分钟。

灸法 艾条温和灸20分钟。

丰隆穴	三阴交穴	太冲穴
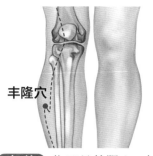	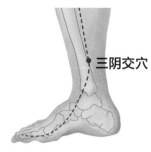	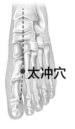
定位 位于足外踝上8寸（大约在外膝眼与外踝尖的连线中点）处。	**定位** 位于小腿内侧，当足内踝尖直上3寸，胫骨内侧缘后方。	**定位** 位于足背，第1、第2跖骨结合部前的凹陷处。
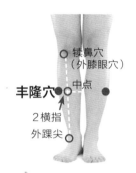	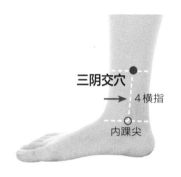	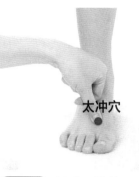
取穴 犊鼻穴与外踝前缘平外踝尖处连线中点，距胫骨2横指处。	**取穴** 手四指并拢，小指下缘靠内踝尖上，食指上缘所在水平线与胫骨后缘交点处。	**取穴** 足背，沿第1、第2趾间横纹向足背上推，可感有一凹陷处即是。
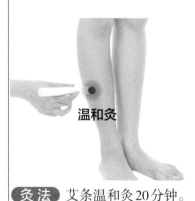	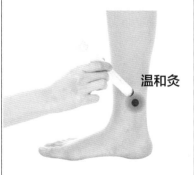	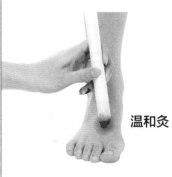
灸法 艾条温和灸20分钟。	**灸法** 艾条温和灸20分钟。	**灸法** 艾条温和灸20分钟。

慢性肾炎 健脾温肾，益气通阳

慢性肾小球肾炎简称慢性肾炎，在临床上表现多样、轻重不一。起病时一般较为隐秘，病程可长达数年或数十年。发病初期大多数只有少量蛋白尿，或显微镜检查可见血尿、管型尿等，但随着疾病的发展，可出现水肿、贫血、高血压等多种异常，甚至出现慢性肾功能减退，直至肾功能衰竭。

病 因

慢性肾炎的发病原因和病理类型比较复杂，可能是由细菌、病毒等感染，也可能是由过度疲劳、滥用药物等引起。

治 则

健脾温肾，益气通阳

中医认为，慢性肾炎因其表现各异，而分属水肿、虚劳、腰痛、眩晕等范畴，其病本虚标实、互有相兼，导致体内水液精微的散布及气化功能发生障碍。本虚为主者，自身虚弱，常见阳气不足、脾肝肾诸脏虚损；标实为主者，则以下焦湿热、血脉瘀阻尤为多见。因患者时常虚实夹杂，故当标本兼治。

可先取腰背部的脾俞穴、肾俞穴，健脾温肾；配以下肢的足三里穴、三阴交穴，以助气化；再取气海穴，益气通阳，并辅佐以三焦俞穴、水道穴、阴陵泉穴等穴位，逐水消肿。施灸时，先点燃艾条或艾炷，灸脾俞穴、三焦俞穴、肾俞穴三穴，再灸气海穴、水道穴两穴，最后灸阴陵泉穴、足三里穴、三阴交穴等穴位。

疗 程

艾条灸每穴各灸30分钟，艾炷灸每穴各灸5~7壮，每天1次或2次，10次为1个疗程。

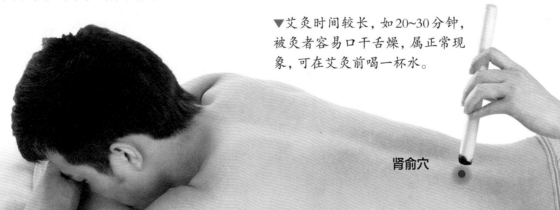

▼艾灸时间较长，如20~30分钟，被灸者容易口干舌燥，属正常现象，可在艾灸前喝一杯水。

肾俞穴

134

脾俞穴	三焦俞穴	肾俞穴	气海穴
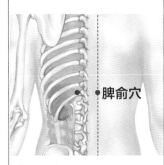	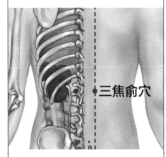	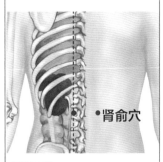	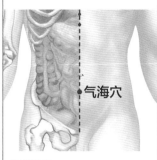
定位 位于背部，第11胸椎棘突下，后正中线旁开1.5寸。	**定位** 位于第1腰椎棘突下，后正中线旁开1.5寸。	**定位** 位于第2腰椎棘突下，后正中线旁开1.5寸处。	**定位** 位于肚脐正下方1.5寸，相当于人体的正中心。
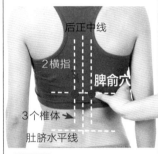	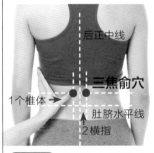	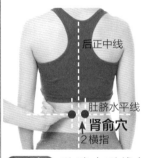	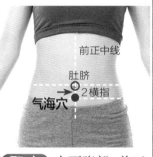
取穴 肚脐水平线与脊柱相交椎体处，往上推3个椎体，下缘旁开2横指处。	**取穴** 肚脐水平线与脊柱相交椎体处，往上推1个椎体，下缘旁开2横指处。	**取穴** 肚脐水平线与脊柱相交椎体处，后正中线旁开2横指处。	**取穴** 在下腹部，前正中线上，肚脐中央向下2横指处。
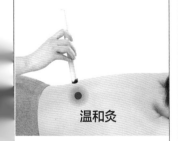	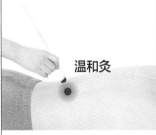	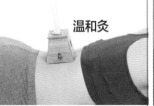	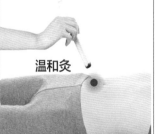
灸法 艾条温和灸30分钟。	**灸法** 艾条温和灸30分钟。	**灸法** 艾条温和灸30分钟。	**灸法** 艾条温和灸30分钟。

水道穴	阴陵泉穴	足三里穴	三阴交穴

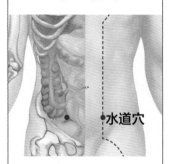

定位 位于下腹部，脐中下3寸，前正中线旁开2寸处。

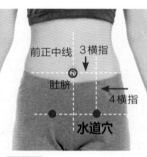

取穴 从肚脐沿前正中线向下量4横指，再水平旁开3横指处。

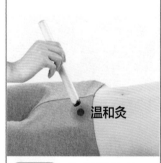

灸法 艾条温和灸30分钟。

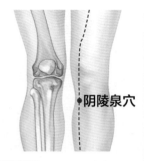

定位 在小腿内侧，膝下胫骨内侧凹陷中。

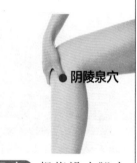

取穴 拇指沿小腿内侧骨内缘向上推，抵膝关节下，胫骨向内上弯曲凹陷处。

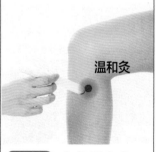

灸法 艾条温和灸30分钟。

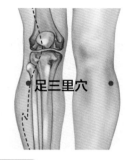

定位 小腿前外侧，外膝眼穴下3寸，外膝眼穴和解溪穴连线上。

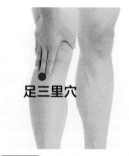

取穴 同侧手虎口围住髌骨外上缘，其余四指向下，中指指尖处。

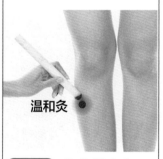

灸法 艾条温和灸30分钟。

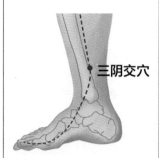

定位 位于小腿内侧，当足内踝尖直上3寸，胫骨内侧缘后方。

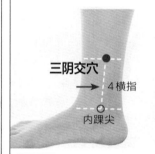

取穴 手四指并拢，小指下缘靠内踝尖上，食指上缘所在水平线与胫骨后缘交点处。

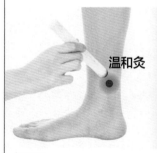

灸法 艾条温和灸30分钟。

中风后遗症 上病下取，头病治足

中风后遗症，又称脑血管疾病后遗症，是指脑部发生局部性血液循环障碍，导致不同程度的意识障碍，以及神经系统局部受损为特征的一类疾病，如脑出血、蛛网膜下腔出血、脑血栓等急性期过后所遗留的各种症状。常见的有一侧肢体瘫痪无力、行动困难、口眼歪斜、口角流涎、舌强语謇。本病多发生在中年以上，尤其多见于高血压、糖尿病、脑动脉硬化患者。

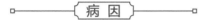

病 因

中医称中风后遗症为"痿病""偏枯"，多因体内气血不足、脑髓失养、痰瘀阻滞、经脉不通，造成半身不遂、口齿言语不清。

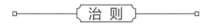

治 则

上病下取，头病治足

中风后遗症的表现虽是脉络不通、气滞血瘀，但病因还是肝肾阴虚、筋脉失养，所以可取足阳明经的合穴——足三里穴，足阳明经的络穴——丰隆穴，筋之八会穴——阳陵泉穴，行气活血、舒筋通络。取足太阴、足厥阴、足少阴三脉的交会穴——三阴交穴，足少阴经的原穴——太溪穴，足厥阴经的原穴——太冲穴，足少阴经的井穴——涌泉穴，滋阴养血、补益肝肾。

疗 程

施灸时先将艾条点燃，高悬于所灸穴位上方3厘米处，从腿部的足三里穴开始，逐一施灸以上各穴，每穴各灸20~30分钟。疾病初期为每天1次，待病情稳定后可每2天灸1次，半个月为1个疗程。

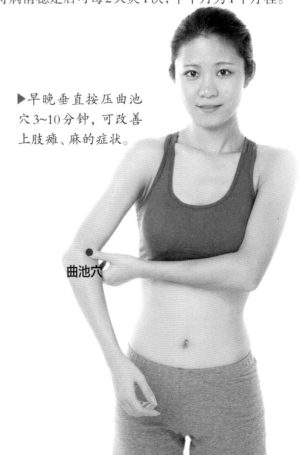

▶早晚垂直按压曲池穴3~10分钟，可改善上肢瘫、麻的症状。

曲池穴

足三里穴	阳陵泉穴	丰隆穴	三阴交穴

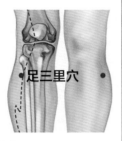

足三里穴

定位 小腿前外侧，外膝眼穴下3寸，外膝眼穴和解溪穴连线上。

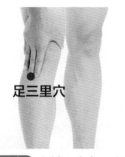

足三里穴

取穴 同侧手虎口围住髌骨外上缘，其余四指向下，中指指尖处。

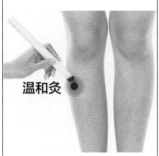

温和灸

灸法 艾条温和灸20~30分钟。

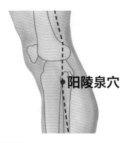

阳陵泉穴

定位 在小腿外侧，腓骨小头前下方凹陷中。

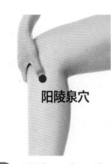

阳陵泉穴

取穴 屈膝90度，膝关节外下方，腓骨小头前下方凹陷处。

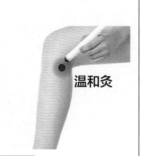

温和灸

灸法 艾条温和灸20~30分钟。

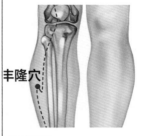

丰隆穴

定位 位于足外踝上8寸（大约在外膝眼与外踝尖的连线中点）处。

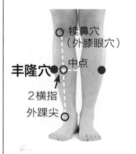

犊鼻穴（外膝眼穴）

中点

丰隆穴

2横指

外踝尖

取穴 犊鼻穴与外踝前缘平外踝尖处连线中点，距胫骨2横指处。

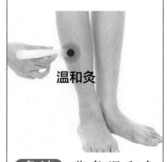

温和灸

灸法 艾条温和灸20~30分钟。

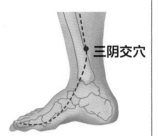

三阴交穴

定位 位于小腿内侧，当足内踝尖直上3寸，胫骨内侧缘后方。

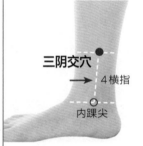

三阴交穴

4横指

内踝尖

取穴 手四指并拢，小指下缘靠内踝尖上，食指上缘所在水平线与胫骨后缘交点处。

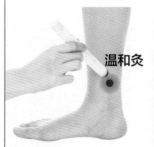

温和灸

灸法 艾条温和灸20~30分钟。

太溪穴	太冲穴	涌泉穴
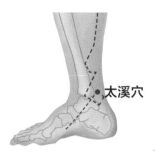	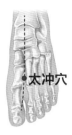	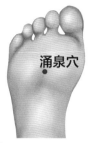
定位 在踝区，内踝尖与跟腱之间的凹陷中。	**定位** 位于足背，第1、第2跖骨结合部前的凹陷处。	**定位** 在足底，屈足卷趾时足心最凹陷处。
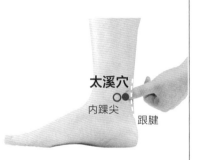	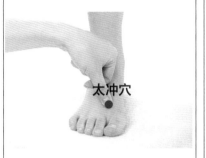	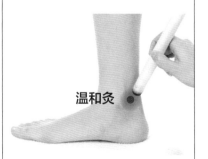
取穴 坐位垂足，由足内踝向后推至与跟腱之间凹陷处。	**取穴** 足背，沿第1、第2趾间横纹向足背上推，可感有一凹陷处即是。	**取穴** 卷足，足底前1/3处可见有一凹陷，按压有酸痛感处。
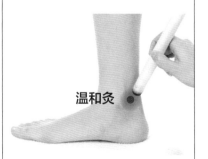	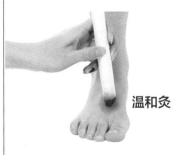	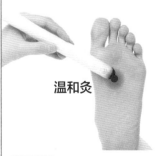
灸法 艾条温和灸20~30分钟。	**灸法** 艾条温和灸20~30分钟。	**灸法** 艾条温和灸20~30分钟。

帕金森病 滋水涵木，平肝息风

帕金森病又称震颤麻痹，是常见的神经退行性疾病之一。在临床上以四肢震颤、肌肉强直、运动减少为主要特征，多见于50~60岁的男性。脑动脉硬化、颅脑外伤、脑炎、一氧化碳中毒、椎体系统肿瘤等，也可出现上述类似症状，此时可称为震颤麻痹征群或帕金森征群。发病时，先见一侧上肢震颤，以后发展到同侧下肢、对侧上肢、对侧下肢，以静止状态时尤为明显，进入睡眠后即停止，清醒后又可发作，晚期头部、舌部也可出现震颤。由于颈肌、躯干肌强直，导致头部前倾、表情呆板、步态紧张、动作迟钝、精神不宁、烦躁易怒。

病因

在中医学上，凡是肌肉痉挛抽搐之类的病症，常归之于风邪所为，这其中又可分为外风和内风。帕金森病则主要是内风所致，多数是由于肝阳上亢、风阳妄动，或肝肾阴虚、血不养筋，导致肌肉震颤、强直，步态紧张、动作迟钝等异常。

疗程

施灸时，以上穴位按照先背面、后正面、再四肢，从上至下的顺序，可选择艾条的温和灸、回旋灸等灸法，在以上数穴上方3厘米处燃灸，其中头面部每穴大约灸10分钟，四肢部位每穴大约灸15分钟，每天1次，可连续灸1~2个月。

治则

滋水涵木，平肝息风

《黄帝内经》中称"诸风掉眩皆属于肝"。像帕金森病这类肌肉震颤、抖动不停的病症，都被称为"风颤"。该病主要是因肝风内动、窜犯四肢而起，虚者多为肝肾不足、水不涵木所为；实者则由肝阳偏亢、内风扰动所致。所以可取风府穴、风池穴、合谷穴、太冲穴，息风止颤治其标；取百会穴、印堂穴、三阴交穴、太溪穴，滋阴调阳治其本。

"艾"心提示

人的经络系统中"四神聪穴"为经外奇穴，它位于百会穴前后左右各1寸的位置，犹如四路神仙各守一方，而得其名。该穴具有提升人之阳气，改善大脑的营养与代谢的作用，所以在灸头部百会穴时，可稍稍扩大施灸的范围，以百会穴为圆心，采用回旋灸法，同时熏灸四神聪穴，以增强疗效。

百会穴	风府穴	风池穴	印堂穴

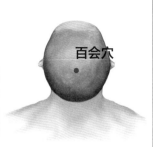 百会穴

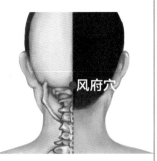 风府穴

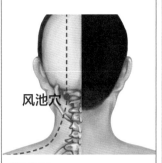 风池穴

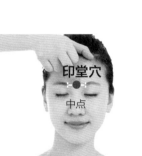 印堂穴

定位 在头部，前发际正中直上5寸。

定位 位于枕骨粗隆直下，两侧斜方肌之间的凹陷中。

定位 位于枕骨下后发际上1寸，胸锁乳突肌与斜方肌上端之间的凹陷处。

定位 在头部，两眉毛内侧端中间的凹陷中。

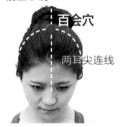 前正中线　百会穴　两耳尖连线

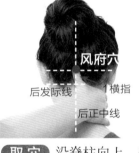 风府穴　后发际线　1横指　后正中线

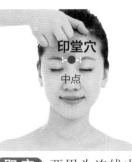 风池穴　大筋　后正中线

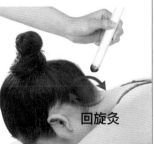 印堂穴　中点

取穴 在头部正中线上，两耳尖连线的中点处。

取穴 沿脊柱向上，入后发际上1横指处。

取穴 正坐，后头骨下两条大筋外缘陷窝中，与耳垂齐平处。

取穴 两眉头连线中点处。

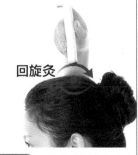 回旋灸

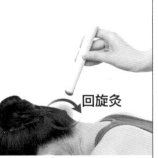 回旋灸

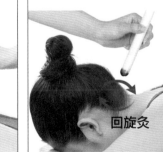 回旋灸

回旋灸

灸法 艾条回旋灸百会穴及四周10分钟。

灸法 艾条温和灸或回旋灸10分钟。

灸法 艾条温和灸或回旋灸10分钟。

灸法 艾条温和灸或回旋灸10分钟。

合谷穴	三阴交穴	太溪穴	太冲穴
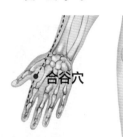	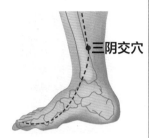	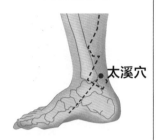	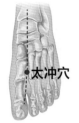
定位 手背，第1与第2掌骨之间，近第2掌骨中点桡侧处。	**定位** 位于小腿内侧，当足内踝尖直上3寸，胫骨内侧缘后方。	**定位** 在踝区，内踝尖与跟腱之间的凹陷中。	**定位** 位于足背，第1、第2跖骨结合部前的凹陷处。
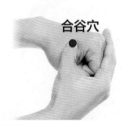	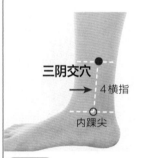	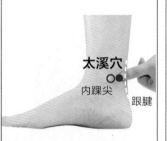	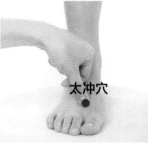
取穴 一手轻握拳，拇指、食指轻触；另一手握拳外，拇指指腹垂直下压处。	**取穴** 手四指并拢，小指下缘靠内踝尖上，食指上缘所在水平线与胫骨后缘交点处。	**取穴** 坐位垂足，由足内踝向后推至与跟腱之间凹陷处。	**取穴** 足背，沿第1、第2趾间横纹向足背上推，可感有一凹陷处即是。
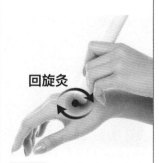	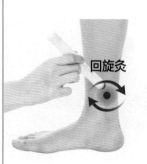	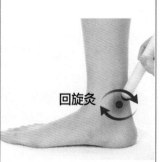	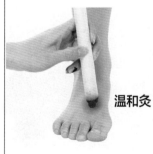
灸法 艾条温和灸或回旋灸15分钟。	**灸法** 艾条温和灸或回旋灸15分钟。	**灸法** 艾条温和灸或回旋灸15分钟。	**灸法** 艾条温和灸15分钟。

养生先养神，有神才有命

中医有"药养不如食养，食养不如精养，精养不如神养"的说法。《黄帝内经》中更提到"精神内守，病安从来"，"神"即是"心"，心神和谐则五脏和谐，自然健康。

舒缓压力　实证调肝，虚补心肾

现在社会节奏快，有越来越多的人，时常会因压力过大出现焦虑紧张、头晕目眩、胸闷心悸、耳鸣健忘、神倦乏力、精神恍惚、多梦易醒等异常。因病程缓慢、症状多样，严重影响了人们的工作、生活、学习。

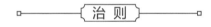
病因

医学研究发现，人体中大脑的血液供应量和耗氧量最大，过大的心理和生理压力，会传导至神经、内分泌系统，使得机体处于高强度、长时间的应激状态，造成大脑和神经系统的疲劳、缺氧，机体免疫功能的下降，出现"疲劳综合征"和"亚健康状态"。

治则

实证调肝，虚补心肾

《黄帝内经》曰："百病生于气也。"因而实证者多由肝气郁积、气机阻滞所致，表现为精神压抑、七情不和、烦躁易怒等状态，严重的还可气郁化火，出现面红潮热、头痛脑涨、头晕目眩，或木旺克土，损伤脾胃运化，出现食欲减退、大便溏泄；虚证者多因肝病及肾，耗伤精血，出现腰酸耳鸣、失眠多梦，或肝血不足、血不养心、神明不安，出现头晕头痛、失眠健忘、多梦易醒、胸闷气短、食欲不振等异常。所以疏解压力，实者须调肝、理气、解郁，虚者当养心、补血、安神。

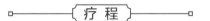
疗程

施灸时，可选择温和灸法，每个穴位灸15分钟，每周2次，持续治疗1个月。

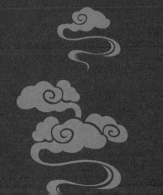

肩井穴	肝俞穴	肾俞穴	内关穴

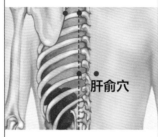

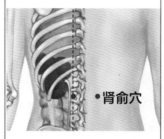

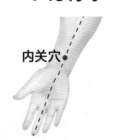

肩井穴

肝俞穴

肾俞穴

内关穴

定位 位于大椎与肩峰连线的中点。

定位 在脊柱区，第9胸椎棘突下，后正中线旁开1.5寸。

定位 位于第2腰椎棘突下，后正中线旁开1.5寸处。

定位 在前臂掌侧，腕横纹上2寸，掌长肌腱与桡侧腕屈肌腱之间。

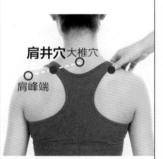

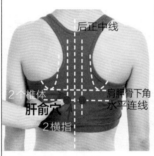

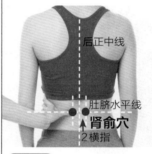

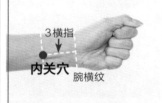

取穴 先找到大椎穴，再找到锁骨肩峰端，二者连线中点处。

取穴 肩胛骨下角水平连线与脊柱相交椎体处，往下推2个椎体，后正中线旁开2横指处。

取穴 肚脐水平线与脊柱相交椎体处，后正中线旁开2横指处。

取穴 屈肘微握拳，从腕横纹向上3横指，两条索状筋之间即是。

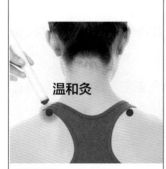

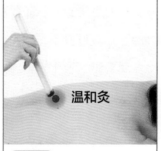

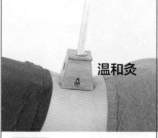

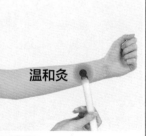

灸法 艾条温和灸15分钟。

灸法 艾条温和灸15分钟。

灸法 艾条温和灸15分钟。

灸法 艾条温和灸15分钟。

神门穴	三阴交穴	太冲穴	行间穴
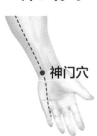	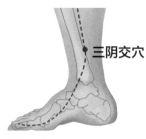	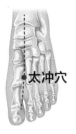	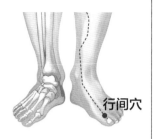
定位 位于手腕部，腕掌侧横纹尺侧端，尺侧腕屈肌腱的桡侧凹陷处。	**定位** 位于小腿内侧，当足内踝尖直上3寸，胫骨内侧缘后方。	**定位** 位于足背，第1、第2跖骨结合部前的凹陷处。	**定位** 位于足背侧，第1、第2趾间，趾蹼缘后方赤白肉际处。
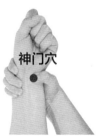	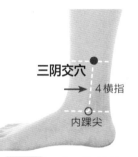	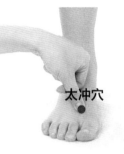	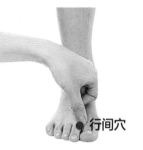
取穴 一手微握拳，另一手四指握住手腕，弯曲大拇指，指甲尖所在的凹陷处。	**取穴** 手四指并拢，小指下缘靠内踝尖上，食指上缘所在水平线与胫骨后缘交点处。	**取穴** 足背，沿第1、第2趾间横纹向足背上推，可感有一凹陷处即是。	**取穴** 在足背部第1、第2趾之间连接处的缝纹头处。
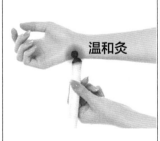	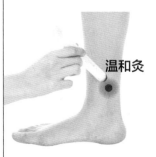	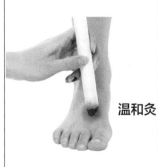	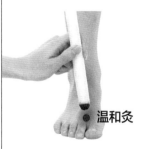
灸法 艾条温和灸15分钟。	**灸法** 艾条温和灸15分钟。	**灸法** 艾条温和灸15分钟。	**灸法** 艾条温和灸15分钟。

睡个好觉 养心安神, 补肾助眠

睡眠障碍患者主要表现为: 入睡困难, 躺在床上1~2小时后, 仍无法入睡; 睡眠较浅, 一晚上梦境连绵不断; 虽然可以入睡, 但早醒, 或时睡时醒, 醒后难以再睡、睡眠不沉、间断性失眠。

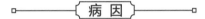

病 因

白昼为阳喜动, 黑夜为阴爱静, 阳气盛则寤, 阴气盛则寐。人静卧睡眠时, 阴血回归于肝, 阴平阳秘、滋养肝肾, 令人安详宁静。若是昼夜颠倒、少眠不息, 阴血散布于外、血不藏肝、肝火上炎、肝阳上亢, 人就会躁动不安, 古人称为"不寐"。

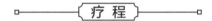

疗 程

施灸时, 可选神门穴、内关穴、太溪穴、照海穴、三阴交穴、涌泉穴、百会穴等穴位, 每穴灸15分钟, 每天1次, 直至失眠缓解。

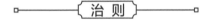

治 则

养心安神, 补肾助眠

五脏中心主神明, 人的精神、意识、思维为心气所管、心血所养。但心为火易亢, 故需肾水制约。若心火太旺不能下达肾水, 肾水虚亏不能上济心火, 就会"心肾不交", 导致夜寐不安。而心肾相交、水火既济, 人便能藏神入眠, 因而治疗失眠重点在心和肾。

神门穴为手少阴经之原穴, "五脏有疾取之十二原", 最善治心神不宁。内关穴为手厥阴经的络穴, 心为五脏之君, 心包为君王之宫殿, 可代心受邪。二穴相配, 可宁心、安神、助眠。

"艾"心提示

每天临睡前艾灸百会穴、涌泉穴、风市穴(垂直站立, 手掌并拢伸直, 中指指尖处即是), 可有效缓解失眠。施灸前, 先将百会穴周围的头发分开露出头皮, 将艾条点燃置于离头皮2厘米处, 以头皮感到温热为度。如感觉有点烫, 可将艾条稍稍上提一点。

神门穴

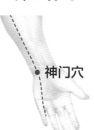

定位 位于手腕部，腕掌侧横纹尺侧端，尺侧腕屈肌腱的桡侧凹陷处。

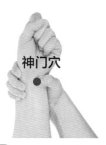

神门穴

取穴 一手微握拳，另一手四指握住手腕，弯曲大拇指，指甲尖所在的凹陷处。

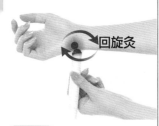

回旋灸

灸法 艾条温和灸或回旋灸15分钟。

内关穴

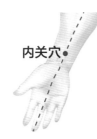

内关穴

定位 在前臂掌侧，腕横纹上2寸，掌长肌腱与桡侧腕屈肌腱之间。

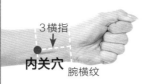

3横指
内关穴 腕横纹

取穴 屈肘微握拳，从腕横纹向上3横指，两条索状筋之间即是。

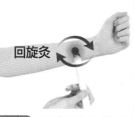

回旋灸

灸法 艾条温和灸或回旋灸15分钟。

太溪穴

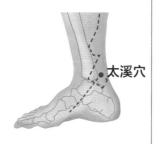

太溪穴

定位 在踝区，内踝尖与跟腱之间的凹陷中。

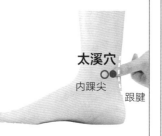

太溪穴
内踝尖　　跟腱

取穴 坐位垂足，由足内踝向后推至与跟腱之间凹陷处。

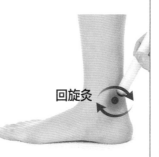

回旋灸

灸法 艾条温和灸或回旋灸15分钟。

照海穴

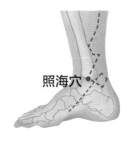

照海穴

定位 位于足内踝尖下方凹陷处。

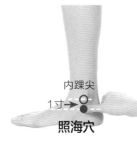

内踝尖
1寸
照海穴

取穴 内踝尖垂直向下推，至下缘凹陷即是。

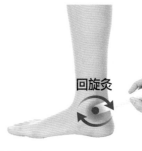

回旋灸

灸法 艾条温和灸或回旋灸15分钟。

三阴交穴

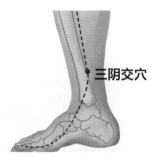

定位 位于小腿内侧，当足内踝尖直上3寸，胫骨内侧缘后方。

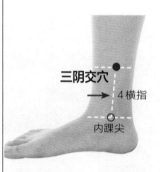

三阴交穴

→ 4横指

内踝尖

取穴 手四指并拢，小指下缘靠内踝尖上，食指上缘所在水平线与胫骨后缘交点处。

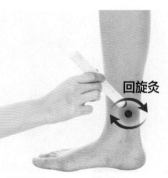

回旋灸

灸法 艾条温和灸或回旋灸15分钟。

涌泉穴

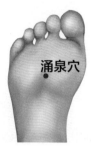

涌泉穴

定位 在足底，屈足卷趾时足心最凹陷处。

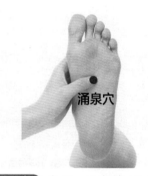

涌泉穴

取穴 卷足，足底前1/3处可见有一凹陷，按压有酸痛感处。

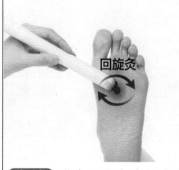

回旋灸

灸法 艾条温和灸或回旋灸15分钟。

百会穴

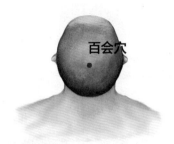

百会穴

定位 在头部，前发际正中直上5寸。

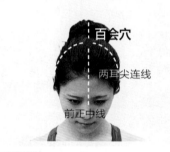

百会穴

两耳尖连线

前正中线

取穴 在头部正中线上，两耳尖连线的中点处。

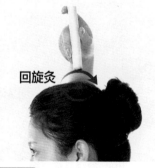

回旋灸

灸法 艾条温和灸或回旋灸15分钟。

消除疲劳　疲劳有异，各补虚损

疲劳表现在很多方面，比如大脑疲劳、神疲乏力、失眠健忘、注意力难以集中、头晕脑重、四肢疲劳等。一般轻微的心理和躯体疲劳，通过沐浴、睡眠，充分休养后，大多会趋于消解、恢复正常。但如果有较长时期、原因不明的过度疲劳，经过一段时间休息后，仍无法消除时，应考虑体内有某些异常和疾病的可能，应及时进行必要的医学检查。

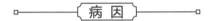
病因

造成疲劳的原因非常多，既有生理性、心理性的，也有病理性的。如情绪长时间烦躁不安，严重的精神压力，睡眠不良引起的大脑和肌肉缺氧，过度运动后机体营养不良……这些都可能造成人体的疲劳。

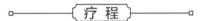
疗程

施灸时，以上穴位按从上至下的顺序，可采用温和灸法，头部百会穴、四神聪穴，每穴灸8~10分钟，其他经穴按从上至下顺序各灸15分钟，直至疲劳缓解。

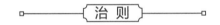
治则

疲劳有异，各补虚损

中医多称疲劳为"虚损"。根据体内气血的状况辨证论治，通过促进气血的运行，增强和改善身体内环境，稳定人的精神和情绪，消除生理或心理的疲劳。以肌肉酸痛为主的四肢疲劳，可取足阳明经、足太阴经的足三里穴、三阴交穴等穴位，健脾益气。头晕身重的躯干疲劳，可取任脉、足太阳经的肝俞穴、肾俞穴、中脘穴等穴位，滋阴壮阳、强精固本。瞌睡不断的大脑疲劳，可取头部的百会穴、四神聪穴等穴位，益气升阳、营养大脑。

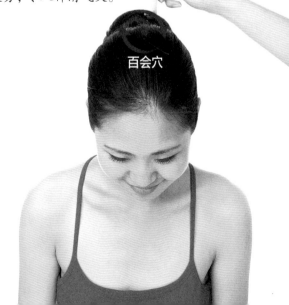

▼低头，回旋灸头顶百会穴及四周的四神聪穴，可提高睡眠质量，消除疲劳，令人神清气爽。

百会穴

百会穴	四神聪穴	中脘穴

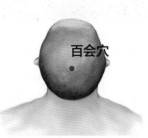

定位 在头部，前发际正中直上5寸。

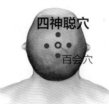

定位 位于头顶部，当百会穴前后左右各1寸处，共4穴。

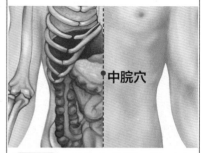

定位 人体上腹部，前正中线上，当脐中上4寸处。

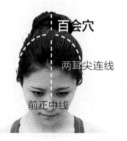

取穴 在头部正中线上，两耳尖连线的中点处。

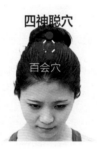

取穴 先找到百会穴，其前后左右各1横指处，共4穴。

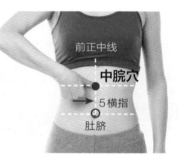

取穴 在上腹部，前正中线上，肚脐中央向上5横指处。

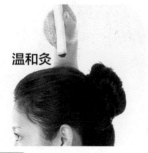

灸法 艾条温和灸8~10分钟。

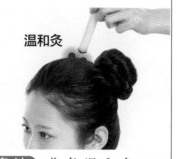

灸法 艾条温和灸8~10分钟。

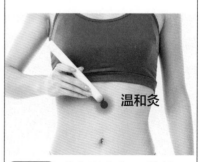

灸法 艾条温和灸15分钟。

肝俞穴	肾俞穴	足三里穴	三阴交穴

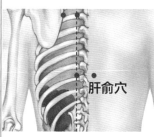
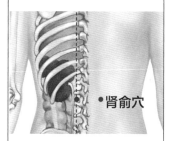
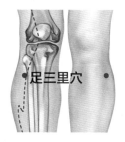
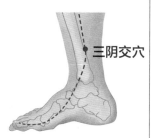

肝俞穴　**肾俞穴**　**足三里穴**　**三阴交穴**

定位 在脊柱区，第9胸椎棘突下，后正中线旁开1.5寸。

定位 位于第2腰椎棘突下，后正中线旁开1.5寸处。

定位 小腿前外侧，外膝眼穴下3寸，外膝眼穴和解溪穴连线上。

定位 位于小腿内侧，当足内踝尖直上3寸，胫骨内侧缘后方。

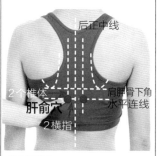
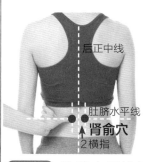
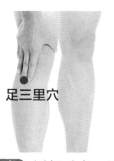
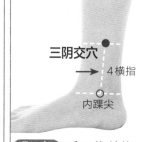

取穴 肩胛骨下角水平连线与脊柱相交椎体处，往下推2个椎体，后正中线旁开2横指处。

取穴 肚脐水平线与脊柱相交椎体处，后正中线旁开2横指处。

取穴 同侧手虎口围住髌骨外上缘，其余四指向下，中指指尖处。

取穴 手四指并拢，小指下缘靠内踝尖上，食指上缘所在水平线与胫骨后缘交点处。

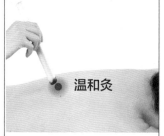
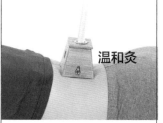
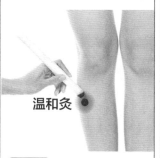
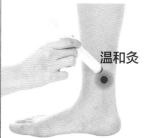

灸法 艾条温和灸15分钟。

灸法 艾条温和灸15分钟。

灸法 艾条温和灸15分钟。

灸法 艾条温和灸15分钟。

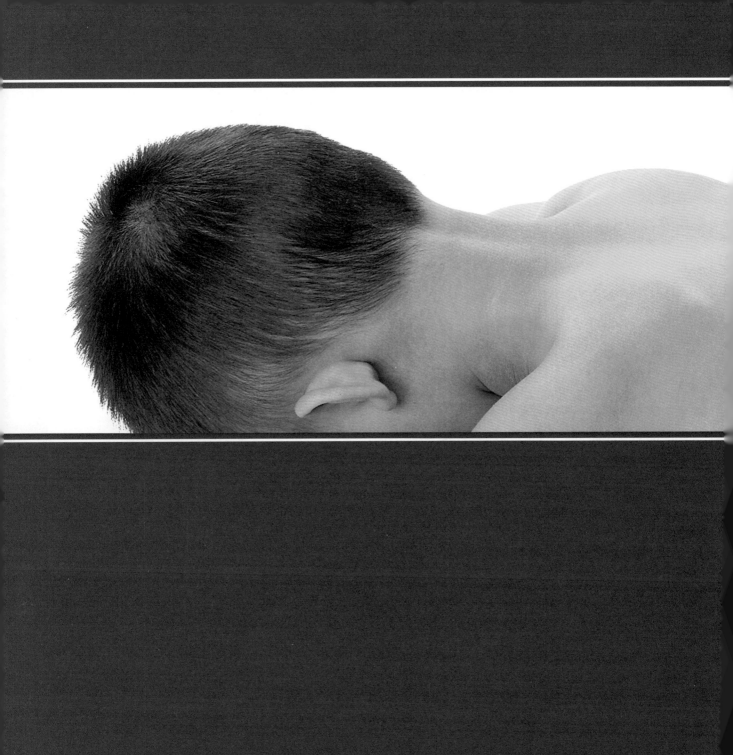

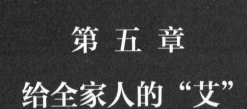

第 五 章

给全家人的"艾"

　　一家人性别、年龄不同，生理构造和健康需求自然各不相同。男性追求强阳固精，让身体更强壮；女性追求补血养颜，由内而外变美丽。其实养生保健的秘密就在自身的穴位上，只要坚持艾灸，效果还是非常好的。家中若有小儿，发热、咳嗽、腹泻等常见小毛病，只要找准病因，施灸正确，通常都能一次见效。

女性艾灸，祛寒补气血

女性的"经、带、孕、胎、产"这些特殊的生理机能，导致她们的气、血、津液等精华物质更容易被大量损耗。女性病症中多阳虚、多寒湿、多瘀血、多气滞。如果能将艾灸这个"暖男"带回家温通、温补，生活将会更温馨、更贴切、更愉悦。

痛经 灸疗止痛，先阳后阴

现代医学将痛经分为原发性和继发性二类，原发性痛经患者，以月经初潮后2~3年的青春期少女，或未生育的年轻女性为多。继发性痛经患者，则多伴有盆腔炎、子宫肿瘤、子宫内膜异位症等病史。

病因

中医认为，痛经是由于体内气血不足、胞宫虚寒，或寒湿侵袭、瘀血阻滞，导致子宫肌肉痉挛，经血排泄不畅，从而引发疼痛。通俗地讲，就是"通者不痛，不通则痛"，因而采用艾灸，温经散寒、行气活血，可解疼痛。

治则

灸疗止痛，先阳后阴

在经期来临前数日，先施灸肾俞穴（见第158页）、命门穴（见第115页）、腰阳关穴（见第115页）、八髎穴、长强穴等阳经之穴，益气壮阳、以助经血下行。等月经来临时，若是腹痛依旧、经血排泄不畅，可再施灸气海穴（见第157页）、关元穴（见第157页）、石门穴、中极穴、三阴交穴（见第158页）等阴经之穴，温通经脉、活血祛瘀。女性痛经，病灶位于阴器，阴器属足厥阴肝经所管，所以还可施灸太冲穴（见第161页），疏肝理气、以达病所。痛经为子宫平滑肌痉挛所致，子宫前是膀胱后为大肠，施灸手阳明大肠经的合谷穴（见第142页），也能缓解子宫肌肉痉挛之痛。

疗程

月经来前几天，每穴10~15分钟，每天1次。月经期间，每穴15分钟，每天1次或2次，直至痛经缓解。

八髎穴	长强穴	石门穴	中极穴
	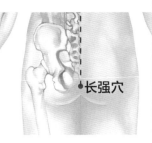	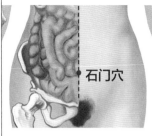	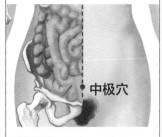

八髎穴

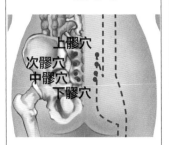

上髎穴
次髎穴
中髎穴
下髎穴

定位 即上髎穴、次髎穴、中髎穴和下髎穴，分别位于第1、第2、第3、第4骶后孔中。

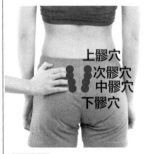

上髎穴
次髎穴
中髎穴
下髎穴

取穴 除拇指外，四指分别按于骶骨第1到第4骨椎棘突上，向外移1横指处。

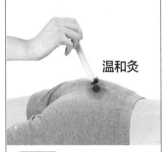

温和灸

灸法 艾条温和灸10~15分钟。

长强穴

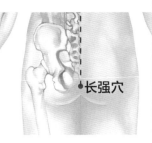

长强穴

定位 位于尾骨尖端与肛门之间的中点。

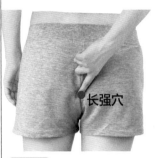

长强穴

取穴 在尾骨端下，尾骨端与肛门连线中点处。

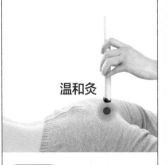

温和灸

灸法 艾条温和灸10~15分钟。

石门穴

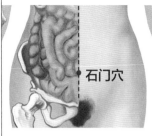

石门穴

定位 位于人体下腹部前正中线上，脐中下2寸。

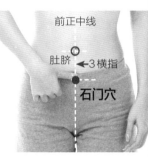

前正中线
肚脐
←3横指
石门穴

取穴 脐中下3横指处。

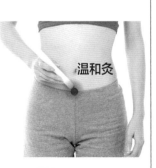

温和灸

一灸见效 艾条温和灸10~15分钟。

中极穴

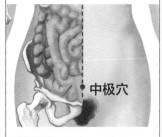

中极穴

定位 腹部正中线上，脐下4寸。

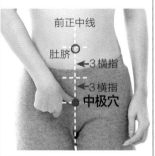

前正中线
肚脐
←3横指
←3横指
中极穴

取穴 在下腹部，前正中线上，肚脐中央向下2个3横指处。

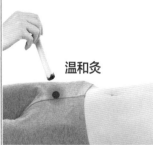

温和灸

灸法 艾条温和灸10~15分钟。

月经不调 艾灸调经，重在二脏二脉

凡是女性在月经周期、经量、经色、经质等方面，所发生的各种病理变化，中医统称为月经不调或月经病。它包括了经期提前、经期延后、月经先后无定期、经期延长、崩漏、闭经、经量过多、经色紫黑等诸多病症。

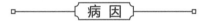

病因

女性的月经不调，或是因经期感受寒湿，或是过食辛辣寒凉食物，或是郁怒忧思、多病久病、气血耗伤、脏腑功能紊乱所致。

疗程

每次选3~5穴，每穴灸10分钟，每天1次，10天为1个疗程。

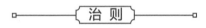

治则

艾灸调经，重在二脏二脉

女人的经血，得肾气所滋养、受肝气所疏泄，为冲任二脉所管辖，定时从胞宫下泄而出。所以调治月经不调，重点在肝肾二脏，冲任二脉。施灸时，首先可取任脉的关元穴、气海穴等穴位，滋养天癸，充经血之源；其次，女性阴血丰盈方可有经，故施灸时，可再取足太阴脾经的血海穴、阴陵泉穴、三阴交穴等穴位，化生气血、补经血之耗。另外，女性经血下泄，受肝肾所控，所以还可取足太阳膀胱经的肝俞穴、肾俞穴等穴位，疏泄气机、气化经血，再配合中极穴、子宫穴（见第160页）等穴位，暖胞宫、助气行、下经血。

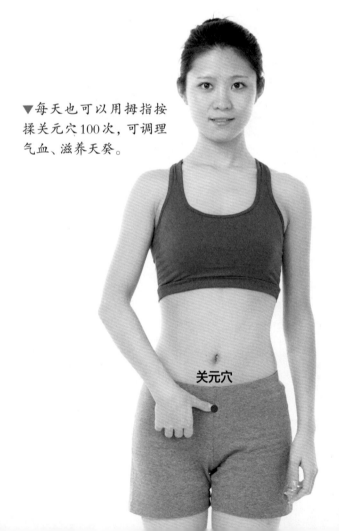

▼每天也可以用拇指按揉关元穴100次，可调理气血、滋养天癸。

关元穴

关元穴

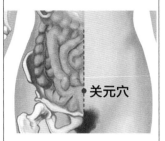

定位 在下腹部，脐中下3寸，前正中线上。

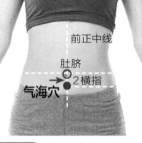

取穴 在下腹部，前正中线上，肚脐中央向下4横指处。

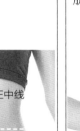

灸法 艾条温和灸10分钟。

气海穴

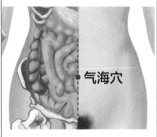

定位 位于肚脐正下方1.5寸，也就是相当于人体的正中心。

取穴 在下腹部，前正中线上，肚脐中央向下2横指处。

灸法 艾条温和灸10分钟。

血海穴

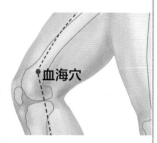

定位 在股前区，髌底内侧端上2寸，股内侧肌隆起处。

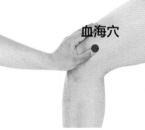

取穴 屈膝90度，手掌伏于膝盖上，拇指与其他四指成45度，拇指尖处。

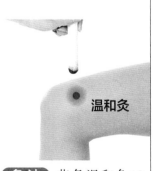

灸法 艾条温和灸10分钟。

阴陵泉穴

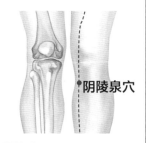

定位 在小腿内侧，膝下胫骨内侧凹陷中。

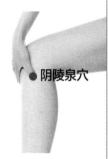

取穴 拇指沿小腿内侧骨内缘向上推，抵膝关节下，胫骨向内上弯曲凹陷处。

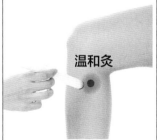

灸法 艾条温和灸10分钟。

三阴交穴	肝俞穴	肾俞穴	中极穴

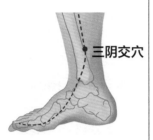 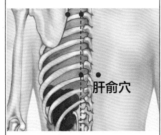 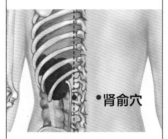 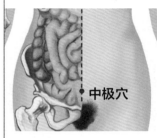

定位 位于小腿内侧，当足内踝尖直上3寸，胫骨内侧缘后方。

定位 在脊柱区，第9胸椎棘突下，后正中线旁开1.5寸。

定位 位于第2腰椎棘突下，后正中线旁开1.5寸处。

定位 腹部正中线上，脐下4寸。

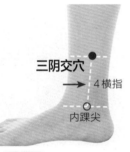 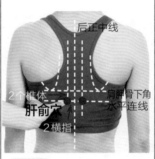 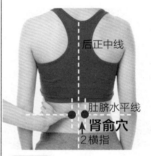 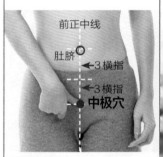

取穴 手四指并拢，小指下缘靠内踝尖上，食指上缘所在水平线与胫骨后缘交点处。

取穴 肩胛骨下角水平连线与脊柱相交椎体处，往下推2个椎体，后正中线旁开2横指处。

取穴 肚脐水平线与脊柱相交椎体处，后正中线旁开2横指处。

取穴 在下腹部，前正中线上，肚脐中央向下2个3横指处。

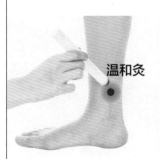 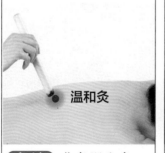 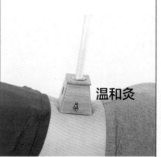 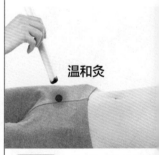

灸法 艾条温和灸15分钟。

灸法 艾条温和灸15分钟。

灸法 艾条温和灸15分钟。

灸法 艾条温和灸10~15分钟。

子宫肌瘤 化痰散瘀，消癥散瘕

如今子宫肌瘤已成为一种极为常见的女性生殖器官良性肿瘤，出现该肿瘤与体内雌性激素功能紊乱有关，临床上主要表现为：月经过多、经期延长，或不规则阴道出血，并伴有贫血、腹部肿块等异常，如发生子宫肌瘤蒂扭转，还可引起腹部疼痛。

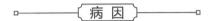

病因

现代医学所说的子宫肌瘤，中医理论中称之为"癥瘕"。症为癥瘀，疼痛固定，瘕为气滞，则窜痛不定。该病是由于"积聚，气血之凝瘀"，痰瘀积聚于胞宫而成。

治则

化痰散瘀，消癥散瘕

人体中肺司气，管肃降；肝藏血，主疏泄。因而气血的流通，离不开肺肝二脏的相互协调和配合。女性的子宫非常特殊，气血充沛丰盈，倘若肺肝气机不调，痰湿凝滞郁结，胞宫稍有瘀塞，就容易积聚为瘤。所以艾灸治疗子宫肌瘤（癥瘕），可取与女性胞宫联系最为密切的任脉、肺经、肝经，以及负责运化痰湿的胃经和脾经之穴，行气活血、化痰逐瘀、调益冲任、软坚散结。由于病变部位在小腹，靠近腰臀，所以还可按照中医针灸理论，选择邻近胞宫的一些"阿是穴"进行施灸，这样可以直达病所。

疗程

每穴温和灸20~30分钟，每天1次，直至病症缓解。

▼除艾灸外，在腹部配合穴位拔罐，能够除湿散结，可缓解子宫肌瘤等妇科病症。

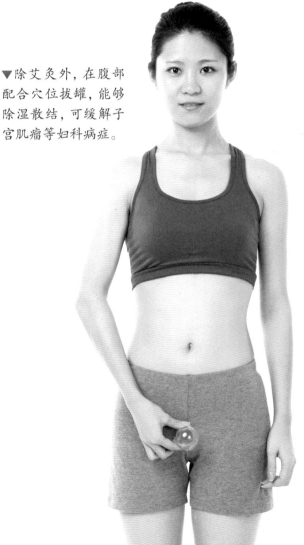

归来穴	子宫穴	八髎穴
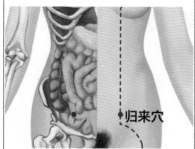	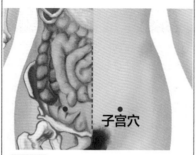	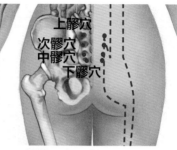

归来穴

子宫穴

上髎穴
次髎穴
中髎穴
下髎穴

定位 位于下腹部，脐中下4寸，前正中线旁开2寸。

定位 位于下腹部，脐中下4寸，前正中线旁开3寸。

定位 即上髎穴、次髎穴、中髎穴和下髎穴，分别位于第1、第2、第3、第4骶后孔中。

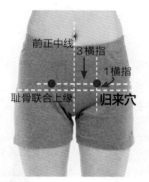

前正中线　3横指　1横指
耻骨联合上缘　**归来穴**

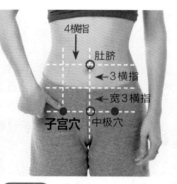

4横指
肚脐
3横指
宽3横指
子宫穴　中极穴

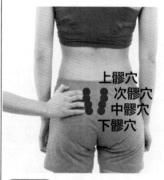

上髎穴
次髎穴
中髎穴
下髎穴

取穴 从耻骨联合上缘沿前正中线向上量1横指，再水平旁开3横指处。

取穴 下腹部，肚脐中央向下2个3横指，旁开4横指处。

取穴 除拇指外，四指分别按于骶骨第1到第4骨椎棘突上，向外移1横指处。

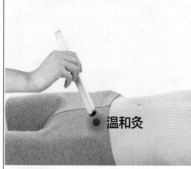

温和灸

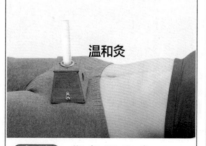

温和灸

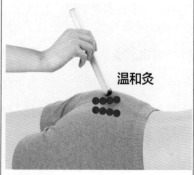

温和灸

灸法 艾条温和灸20~30分钟。

灸法 艾条温和灸20~30分钟。

灸法 艾条温和灸20~30分钟。

列缺穴

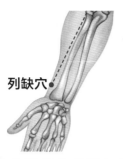

定位 位于桡骨茎突上方，腕横纹上1.5寸。

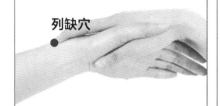

取穴 两手虎口相交，一手食指压另一手桡骨茎突上，食指指尖到达处。

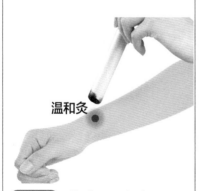

温和灸

灸法 艾条温和灸20~30分钟。

丰隆穴

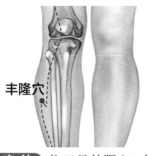

定位 位于足外踝上8寸（大约在外膝眼与外踝尖的连线中点）处。

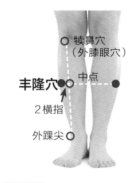

取穴 犊鼻穴与外踝前缘平外踝尖处连线中点，距胫骨2横指处。

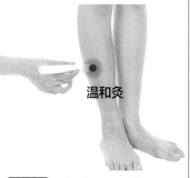

温和灸

灸法 艾条温和灸20~30分钟。

太冲穴

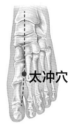

定位 位于足背，第1、第2跖骨结合部前的凹陷处。

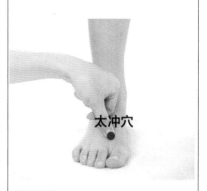

取穴 足背，沿第1、第2趾间横纹向足背上推，可感有一凹陷处即是。

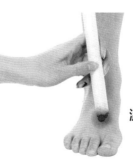

温和灸

灸法 艾条温和灸20~30分钟。

习惯性流产 治病安胎，脾肾为本

习惯性流产是指连续3次以上，在同一妊娠期内发生胎停或死胎的病理现象，属于不孕症的范畴。此病之所以发生，有遗传性因素；也有非遗传性因素，或胚胎先天发育异常、畸形，或孕妇内分泌、免疫功能紊乱、子宫颈内口松弛等。

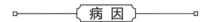

病因

中医将习惯性流产称为"滑胎"，该病主要是由脾肾阳虚、气血不足，无以固胎所致。中医名家张景岳明确指出"盖胎气不安，必有所因……去其所病，便是安胎之法"，可见追本溯源、祛病安胎，才是中医治疗滑胎的原则。

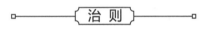

治则

治病安胎，脾肾为本

防治滑胎，未孕先治，固肾为本；既孕防病，已病早治。在未受孕之前，女性就要温养冲任，巩固肾气，固护其根蒂。肾藏精，主生殖，胞络者系于肾，肾气可以载胎。倘若肾气不固，封藏失职，便会屡孕屡堕，"肾旺自能萌胎也"。先天肾气又依赖于后天脾胃水谷精微之充养，且女子以血为本，经、孕、产、乳都由血所用、所化。因此中医养胎、固胎唯一的途径，就是健脾补肾、益气养血。施灸时，可先取神阙穴、关元穴、命门穴等穴位，补肾益气；再取气海穴、中极穴、曲骨穴等穴位，滋阴生血；同时配合血海穴、足三里穴、三阴交穴（见第158页）等穴位，健脾和胃、生化气血，以改善胞宫、胚胎的血液循环和营养供应。

疗程

温和灸以上穴位，按先腰后腹、从上至下的顺序，每穴灸15分钟，每天1次或2次，连续施灸1~3个月，10天为1个疗程。

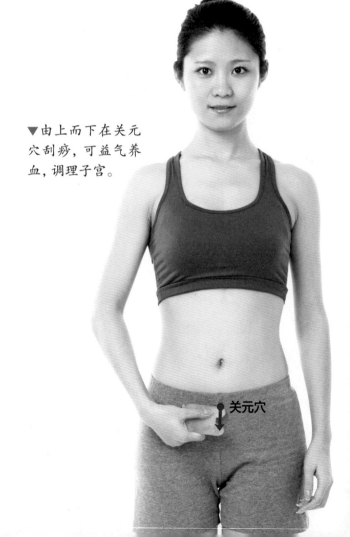

▼由上而下在关元穴刮痧，可益气养血，调理子宫。

关元穴

命门穴	神阙穴	气海穴	关元穴

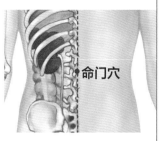 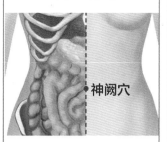 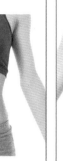 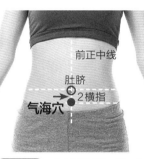 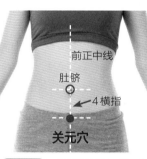

命门穴

定位 位于腰部，后正中线上，第2、第3腰椎棘突间。

取穴 肚脐水平线与后正中线交点处。

神阙穴

定位 在脐区，脐中央。

取穴 在下腹部，肚脐中央即是。

气海穴

定位 位于肚脐正下方1.5寸，也就是相当于人体的正中心。

取穴 在下腹部，前正中线上，肚脐中央向下2横指处。

关元穴

定位 在下腹部，脐中下3寸，前正中线上。

取穴 在下腹部，前正中线上，肚脐中央向下4横指处。

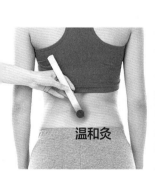 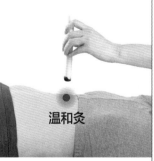 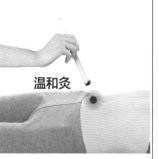 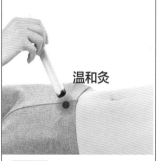

灸法 艾条温和灸15分钟。

灸法 艾条温和灸15分钟。

灸法 艾条温和灸15分钟。

灸法 艾条温和灸15分钟。

中极穴	曲骨穴	血海穴	足三里穴

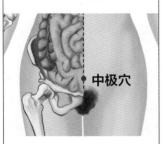 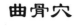 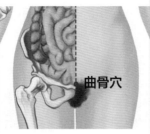 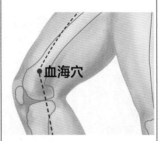 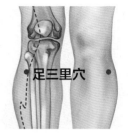

定位 腹部正中线，脐下4寸。

定位 位于腹下部耻骨联合上缘上方凹陷处。

定位 在股前区，髌底内侧端上2寸，股内侧肌隆起处。

定位 小腿前外侧，外膝眼穴下3寸，外膝眼穴和解溪穴连线上。

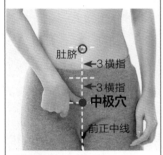 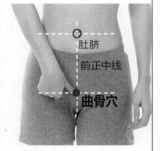 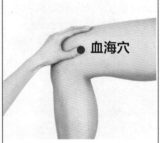 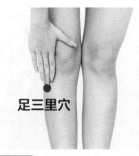

取穴 在下腹部，前正中线上，肚脐中央向下2个3横指处。

取穴 仰卧，由肚脐从上往下推，触摸到拱形骨头，就是耻骨，耻骨边缘的中点处。

取穴 屈膝90度，手掌伏于膝盖上，拇指与其他四指成45度，拇指尖处。

取穴 同侧手虎口围住髌骨外上缘，其余四指向下，中指指尖处。

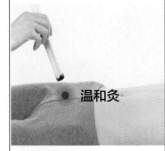 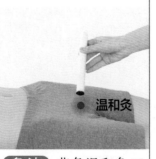 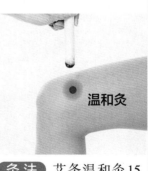 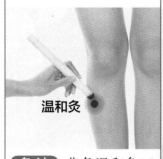

温和灸

灸法 艾条温和灸15分钟。

灸法 艾条温和灸15分钟。

灸法 艾条温和灸15分钟。

灸法 艾条温和灸15分钟。

胎位不正 刺激二经，转正胎位

据古文献记载，大约在公元7世纪，我们的祖先就采用了一种十分简单又较为有效的方法，来纠正胎位不正，那就是艾灸至阴穴。但并非所有的胎位不正，都能通过艾灸至阴穴来纠正，如产道狭窄的孕妇，就不宜使用这种方法。即便能通过灸疗至阴穴来转正胎位，也必须等到产前1个月时施行。因为在怀孕8个月以前胎儿较小，在子宫里的活动空间比较大，即使纠正了胎位，胎儿也有可能又转回去。

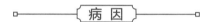

病 因

胎位不正多因子宫发育不良或畸形、骨盆狭小、羊水过多等造成。

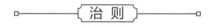

治 则

刺激二经，转正胎位

至阴穴为足太阳膀胱经的井穴，与足少阴肾经相通，肾经循行的路线，穿越子宫所在的盆腔。所以中医认为，艾灸至阴穴可激发足太阳膀胱经、足少阴肾经二经之气，然后传至盆腔，以促进胞宫的气血运行。艾灸的温热刺激，还可反射至阴穴相对应的脊髓神经，引起子宫平滑肌收缩，促进肾上腺皮质激素分泌，增强子宫和胎儿的活动，从而矫正胎位。

疗 程

艾灸前，必须先准确找到至阴穴，然后由家人手持艾灸条或温灸器，对准孕妇的穴位施灸20分钟。每天坚持灸1次，1周后去产科检查。如果灸治过程中孕妇自我感觉胎位已发生变化，可提前进行产科检查，等胎位被纠正后，需要请产科医生采取一些必要措施，以确保胎位不再发生改变。

▼至阴穴在足小趾外侧，趾甲外侧缘与下缘各作一条垂线，两线交点处。艾灸至阴穴除纠正胎位外，还可以治疗其他妇科疾病，如月经不调、崩漏、痛经、更年期综合征等。

至阴穴

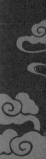

产后缺乳 或补或通，以增乳汁

产妇在哺乳期内，若乳汁分泌过少或全无，称为"乳汁不通""乳汁不下""乳脉不行"。乳汁是由产妇气血所化生，产后乳汁分泌量的多和少，首先是由产妇体内气血的盛亏所决定的，"无血则乳无以生，无气则乳无以化"。另外，气滞血瘀、乳脉不通，也会导致产妇的乳汁分泌困难。

病因

古人云"乳汁不行，有气血盛而壅闭不行者，有血少气弱涩而不行者。虚常补之，盛当疏之"。产妇若是出现神疲乏力、头晕耳鸣、心悸食少、面色无华、乳汁清稀、乳房松软无胀感等症状，大多为气血虚亏所致。如果是胸胁胀满、情绪抑郁、乳房胀痛无法触碰者，通常因气滞血瘀而起。气血虚弱者，须益气补血、以增乳液；而肝气郁滞者，当疏肝解郁、通络下乳。

治则

或补或通，以增乳汁

研究发现，艾灸能够增加血液中由垂体前叶分泌的泌乳素含量，起到一定的催乳作用。施灸时，气血虚弱者，可选取膻中穴（见第169页）、脾俞穴、足三里穴（见第169页）、少泽穴、乳根穴（见第169页）等穴位。气滞血瘀者，可选取章门穴（见第182页）、期门穴、阳陵泉穴（见第178页）、太冲穴等穴位。

疗程

采用艾条温和灸，每天1次，每穴施灸15分钟，或选用艾炷隔物灸，每日1次，每穴5壮。

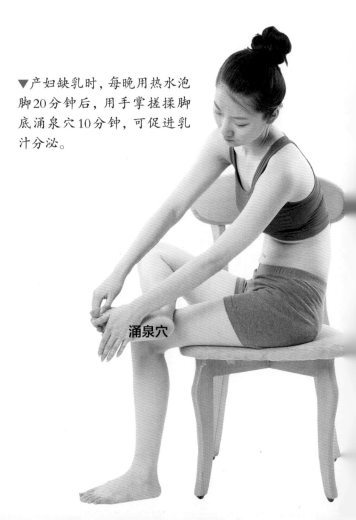

▼产妇缺乳时，每晚用热水泡脚20分钟后，用手掌搓揉脚底涌泉穴10分钟，可促进乳汁分泌。

涌泉穴

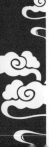

脾俞穴	期门穴	少泽穴	太冲穴

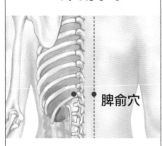
脾俞穴

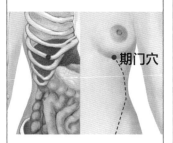
期门穴

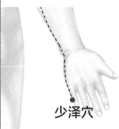
少泽穴

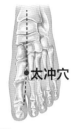
太冲穴

定位 位于背部，第11胸椎棘突下，后正中线旁开1.5寸。

定位 位于胸部，乳头直下，第6肋间隙，前正中线旁开4寸。

定位 在小指末节尺侧，距指甲角0.1寸。

定位 位于足背，第1、第2跖骨结合部前的凹陷处。

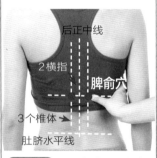
后正中线
2横指
脾俞穴
3个椎体
肚脐水平线

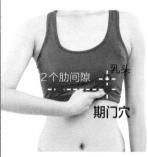
2个肋间隙
乳头
期门穴

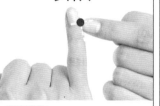
少泽穴

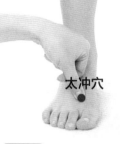
太冲穴

取穴 肚脐水平线与脊柱相交椎体处，往上推3个椎体，下缘旁开2横指处。

取穴 正坐或仰卧，自乳头垂直向下推2个肋间隙，按压有酸胀感处。

取穴 伸小指，指甲底部与指尺侧引线交点处。

取穴 足背，沿第1、第2趾间横纹向足背上推，可感有一凹陷处即是。

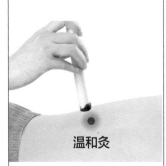
温和灸

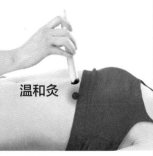
温和灸

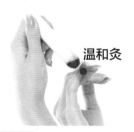
温和灸

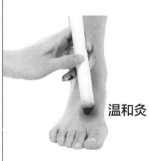
温和灸

灸法 艾条温和灸15分钟。

灸法 艾条温和灸15分钟。

灸法 艾条温和灸15分钟。

灸法 艾条温和灸15分钟。

急性乳腺炎 疏肝清胃，治疗乳痈

产褥期间，许多新妈妈遇到的烦恼就是患上急性乳腺炎。特别是初产妇的乳头、皮肤很是娇嫩，抵御能力弱，婴儿吸奶时的刺激常会造成乳头破损和裂口。再加上很多产妇因畏惧疼痛，不敢让婴儿吸吮乳头，大量乳汁淤积于乳腺内，导致乳腺炎发生。

病因

若新妈妈乳汁淤积，再遇上致病微生物从乳头裂口侵入，在乳腺内大量、迅速繁殖，就会导致乳房红、肿、热、痛，乳汁分泌不畅现象。严重时产妇甚至会有高热、寒战、心率加速、淋巴结肿大、白细胞增高等异常，中医称为"乳痈"。

疗程

每穴施灸15分钟，每天1次，直至病症缓解。

▼用拇指和其余四指相对用力拿捏肩井穴50次，可畅通气血，助力肿块消散。

168

治则

疏肝清胃，治疗乳痈

人的乳头属足厥阴肝经，肝主疏泄、条达，可调节女子的乳汁分泌；乳房属足阳明胃经，水谷精华源出于胃，经气血而化生乳汁。倘若肝失疏泄，厥阴之气行而不畅，又逢胃热壅滞，阳明之火蕴结于上，二经阻塞、气血瘀滞，即可发为乳痈。因而中医治疗急性乳腺炎，重在疏肝气、清胃火、消瘀血、排脓液，通畅胸乳气血，助力肿块消散。艾灸时，可取足阳明胃经、足少阳胆经、手太阳小肠经、任脉中的肩井穴（见第186页）、乳根穴、膻中穴、天宗穴、足三里穴等穴位。

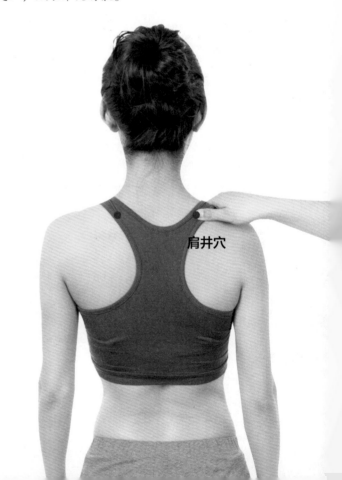

肩井穴

乳根穴	膻中穴	天宗穴	足三里穴

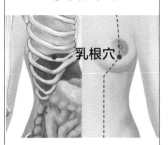

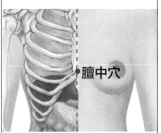

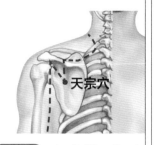

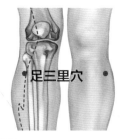

定位 位于人体胸部，第5肋间隙，前正中线旁开4寸。

定位 位于胸骨中线上，平第4、第5肋间隙，两乳之间。

定位 在背部，位于肩胛冈下窝的中央。

定位 小腿前外侧，外膝眼穴下3寸，外膝眼穴和解溪穴连线上。

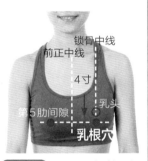

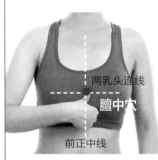

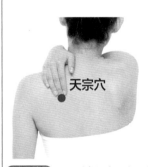

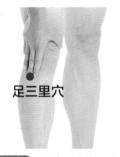

取穴 正坐或仰卧，从锁骨往下数至第5肋间隙，与锁骨中线的交点处。

取穴 在前正中线上，两乳头之间的中点。乳房下垂者，则可由锁骨往下摸至第4肋骨，与前正中线交点处。

取穴 以对侧手，由颈下过肩，手伸向肩胛骨处，中指指腹所在处。

取穴 同侧手虎口围住髌骨外上缘，其余四指向下，中指指尖处。

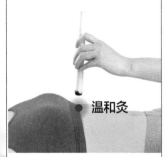

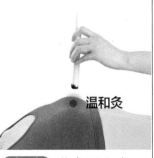

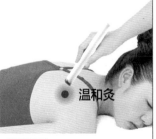

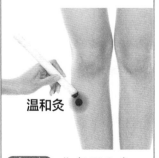

温和灸

温和灸

温和灸

温和灸

灸法 艾条温和灸15分钟。

灸法 艾条温和灸15分钟。

灸法 艾条温和灸15分钟。

灸法 艾条温和灸15分钟。

盆腔炎 三举并重，扶正达邪

盆腔炎，是指女性盆腔内的各种生殖器官及其周围组织、盆腔腹膜所发生的炎症，可能是一个部位单独发病，也可能是几个部位同时发病。临床上此病除了可出现恶寒、高热、下腹疼痛、白带增多、腰腹部坠胀等异常外，还极易并发其他疾病，最为多见的就是由盆腔炎所引发的女性不孕。盆腔与腹膜相连，向上可达肾脏周围，急性盆腔炎若是没有得到及时治疗，炎症可扩散蔓延至盆腔、输卵管、腹膜等部位，引起盆腔脓肿、肾周脓肿。据报道，盆腔炎性疾病，可使异位妊娠的危险增加2倍以上。

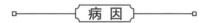

病因

女性若是经常饮食生冷、腰腹受寒、熬夜、疲劳过度、性事紊乱、房事不洁，最易伤正气，令胞宫虚寒、免疫力低下。倘若再遭遇寒湿等病邪的侵袭，出现湿热交阻、气滞血瘀，就会引发小腹（盆腔）的急慢性炎症，甚至波及其他脏器。

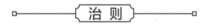

治则

三举并重，扶正达邪

因盆腔炎症发于女性（阴人）、位于小腹（阴地），所以治疗时，必须扶正达邪、行气活血、清热利湿三举并重。施灸时，可先取任脉、足太阴脾经的气海穴（见第163页）、关元穴（见第163页）、阴陵泉穴、三阴交穴（见第158页）等穴位，健脾益气、调益冲任，以增强机体的免疫功能；再配合足太阳膀胱经的脾俞穴、肾俞穴、大肠俞穴等穴位，助膀

胱气化、清下焦之湿。因小腹阳弱少气多血、湿重气碍易瘀，所以还可取任脉中的曲骨穴、会阴穴、中极穴等穴位，益气、通阳、散寒、逐湿。

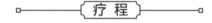

疗程

每穴施灸15分钟左右，每天1次，直至病症缓解。

"艾"心提示

对于盆腔炎患者来说，针对整个小腹部施灸效果更加明显。患者平时可以穿艾绒肚兜，采用坐灸会阴穴（位于二阴之间）的方式也能很好地缓解盆腔炎症状。将150克新鲜蒲公英捣烂如泥，外敷在下腹部，有清热解毒、消肿散结的功效，对治疗盆腔炎有一定的效果。

170

脾俞穴	肾俞穴	大肠俞穴
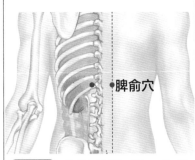	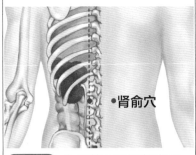	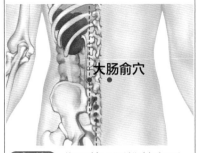
定位 位于背部,第11胸椎棘突下,后正中线旁开1.5寸。	**定位** 位于第2腰椎棘突下,后正中线旁开1.5寸处。	**定位** 位于第4腰椎棘突下,后正中穴旁开1.5寸。
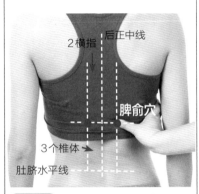	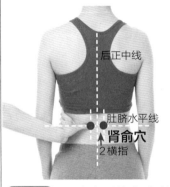	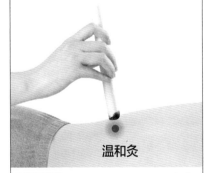
取穴 肚脐水平线与脊柱相交椎体处,往上推3个椎体,下缘旁开2横指处。	**取穴** 肚脐水平线与脊柱相交椎体处,后正中线旁开2横指处。	**取穴** 两侧髂前上棘连线与脊柱交点,后正中线旁开2横指处。
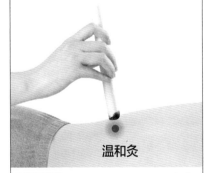	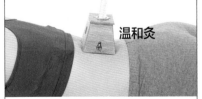	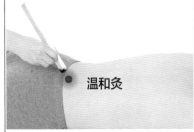
灸法 艾条温和灸或回旋灸15分钟。	**灸法** 艾条温和灸或回旋灸15分钟。	**灸法** 艾条温和灸或回旋灸15分钟。

中极穴	曲骨穴	阴陵泉穴

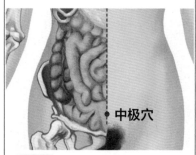

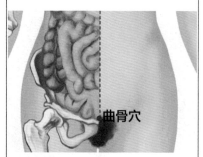

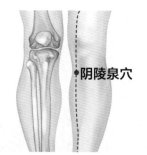

定位 腹部正中线，脐下4寸。

定位 位于腹下部，耻骨联合上缘上方凹陷处。

定位 位于小腿内侧，膝下胫骨内侧凹陷中。

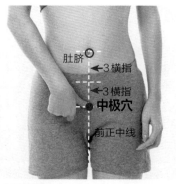

肚脐
3横指
3横指
中极穴
前正中线

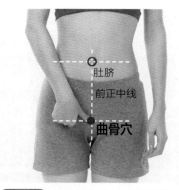

肚脐
前正中线
曲骨穴

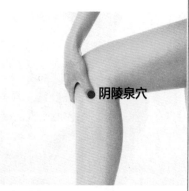

阴陵泉穴

取穴 在下腹部，前正中线上，肚脐中央向下2个3横指处。

取穴 由肚脐从上往下推，触摸到拱形骨头，就是耻骨，耻骨边缘的中点处。

取穴 拇指沿小腿内侧骨内缘向上推，抵膝关节下，胫骨向内上弯曲凹陷处。

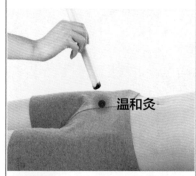

温和灸

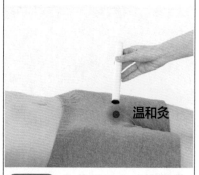

温和灸

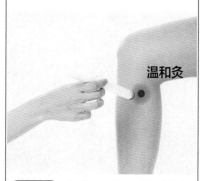

温和灸

灸法 艾条温和灸或回旋灸15分钟。

灸法 艾条温和灸或回旋灸15分钟。

灸法 艾条温和灸或回旋灸15分钟。

更年期综合征 补肝肾，调冲任

不少女性过了45岁以后，经常会因体内卵巢功能退化、性激素分泌减少，出现一定程度的不适症状，例如，皮肤潮红、失眠出汗、阵发性烘热、心悸、头晕、胸闷、腰酸背痛、情绪烦躁、抑郁、血压波动、骨质疏松等异常。而且，女性由于体内性激素水平的急剧下降，还会出现外阴与内生殖器萎缩、分泌物减少、阴道尿道黏膜干燥等，易并发尿路感染、老年性阴道炎等疾病。现代医学将这一系列异常称为"围绝经期前后综合征"或"更年期综合征"。

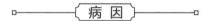

病 因

中医认为，女性围绝经期前后所出现的这些异常，主要是因为肾气衰退、天癸将竭，导致精血不足、冲任空虚。

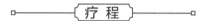

疗 程

每穴施灸15~20分钟，每天1次，直至病症缓解。

治 则

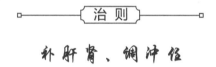

补肝肾、调冲任

人体中肾主精、肝藏血，精血同源。肾水又是阴阳之根，滋生肝木，冲任为阴血之海、相通于肾经。因而女性发生于围绝经期前后的诸多异常，多为天癸衰竭、肝肾不足、冲任空虚所致，中医称之为"脏躁"。女性若要平稳度过"更年期"，治疗的关键就在肝肾二脏，具体说就是三句话：滋阴补肾以退虚燥，养血柔肝以缓气机，调益冲任以维平衡。

"艾"心提示

更年期女性皮肤变薄，易产生皱纹，可坚持每天用40℃左右的温水洗浴，并在淋浴的时候轻轻按摩颈部和脸部皮肤，起到促进血液循环、延缓衰老的作用。平时应多参加一些娱乐活动，多与人交流，起到转移对更年期症状过分关注的作用。运动可加快身体的新陈代谢，使人心情舒爽，扩胸运动、太极、慢跑等运动都很适合更年期女性。平时少吃或不吃羊肉、桂圆、咖啡等易加重潮热、影响睡眠的食物。

少海穴	太冲穴	涌泉穴	太溪穴
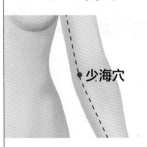	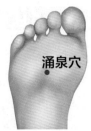		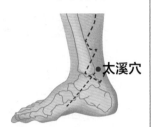
定位 位于肘横纹内侧端与肱骨内上髁连线的中点处。	**定位** 位于足背,第1、第2跖骨结合部前的凹陷处。	**定位** 在足底,屈足卷趾时足心最凹陷处。	**定位** 在踝区,内踝尖与跟腱之间的凹陷中。
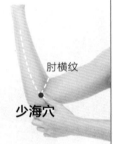	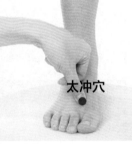	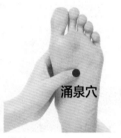	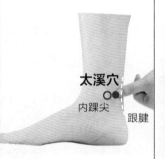
取穴 屈肘90度,肘横纹内侧端凹陷处。	**取穴** 足背,沿第1、第2趾间横纹向足背上推,可感有一凹陷处即是。	**取穴** 卷足,足底前1/3处可见有一凹陷,按压有酸痛感处。	**取穴** 坐位垂足,由足内踝向后推至与跟腱之间凹陷处。
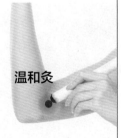	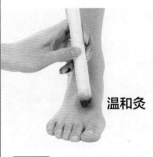	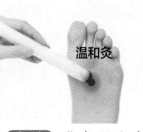	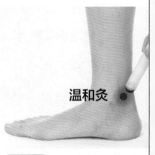
灸法 艾条温和灸15~20分钟。	**灸法** 艾条温和灸15~20分钟。	**灸法** 艾条温和灸15~20分钟。	**灸法** 艾条温和灸15~20分钟。

多囊卵巢综合征 疏肝健脾，补肾调经

近年来，"多囊卵巢综合征"的发病率呈现不断上升的趋势。医学研究发现，此病并非一个单纯的妇科疾病，它常同时伴有体内胰岛素抵抗、高胰岛素血症、高雄激素血症，以及由此而来的糖代谢、内分泌、生殖功能紊乱，所以多毛、肥胖、月经稀少、闭经、不孕等，是该病在临床上的几大特征。

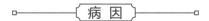

病 因

引起此病的主要原因是肝郁、脾弱、肾亏，兼有痰瘀停滞积聚，随后导致"肾-天癸-冲任-胞宫"功能的紊乱。

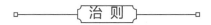

治 则

疏肝健脾，补肾调经

根据中医辨证论治的原则，"多囊卵巢综合征"患者可分为以下几种类型。

第一种，患者腰臀酸软、头晕耳鸣、肌肤甲错、多体毛、多痤疮、月经稀少、经行后期，甚则闭经不孕，大多为肾虚血瘀所致。可取肾经、膀胱经、任脉、督脉各穴施灸，益气补肾、通阳逐瘀。

第二种，患者带下量多、色白、质黏无臭，经行后期，闭经不孕，同时伴有形体肥胖、面色虚浮、头晕心悸、胸闷泛恶者，主要为脾虚痰湿所为。可取脾经、胃经、三焦经、大肠经之穴施灸，健脾化痰、通利水湿。

第三种，患者婚久不孕，月经先后无定期，经量多少不一，经色紫暗夹有血块，行经时小腹胀痛拒按，经血块下泄后则疼痛减轻；或经闭不行，伴有形体肥胖、性情抑郁、经前烦躁易怒、多毛多痤疮。此种主要是肝郁气滞、痰瘀交阻所致，可取肝经、胆经、膀胱经、胃经诸穴施灸，疏肝理气、化痰逐瘀。

施灸时，若是脾经、肾经、任脉、督脉之穴，以补法为主。其余经穴，则以泻法为主。见有痰湿瘀血阻滞者，还可采用隔姜灸、隔附子饼灸法。

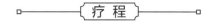

疗 程

每穴15~20分钟，每天1次，直至病症缓解。

中极穴	气海穴	关元穴

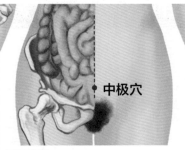

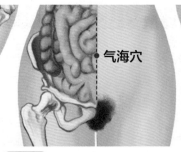

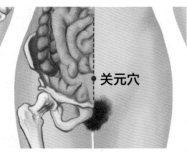

定位 腹部正中线,脐下4寸。

定位 位于肚脐正下方1.5寸,也就是相当于人体的正中心。

定位 在下腹部,脐中下3寸,前正中线上。

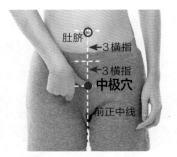

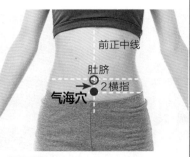

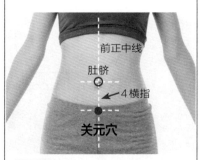

取穴 在下腹部,前正中线上,肚脐中央向下2个3横指处。

取穴 在下腹部,前正中线上,肚脐中央向下2横指处。

取穴 在下腹部,前正中线上,肚脐中央向下4横指处。

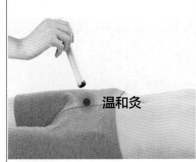

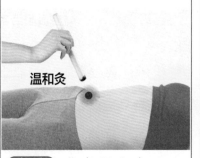

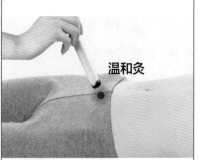

灸法 艾条温和灸15~20分钟。

灸法 艾条温和灸15~20分钟。

灸法 艾条温和灸15~20分钟。

子宫穴	天枢穴	丰隆穴
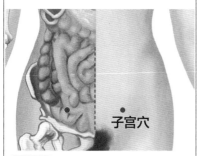	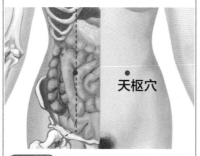	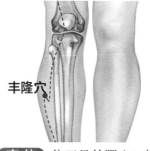
定位 位于下腹部，脐中下4寸，前正中线旁开3寸。	**定位** 位于脐眼两侧，平脐中水平线，旁开1.5寸。	**定位** 位于足外踝上8寸（大约在外膝眼与外踝尖的连线中点）处。
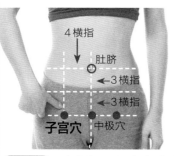	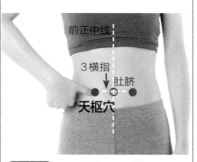	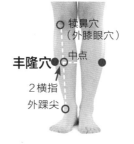
取穴 下腹部，肚脐中央向下2个3横指，旁开4横指处。	**取穴** 肚脐旁开3横指，按压有酸胀感处。	**取穴** 犊鼻穴与外踝前缘平外踝尖处连线中点，距胫骨2横指处。
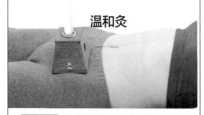	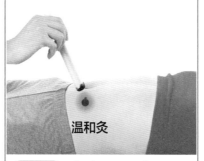	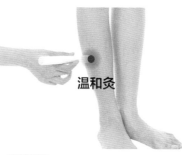
灸法 艾条温和灸15~20分钟。	**灸法** 艾条温和灸15~20分钟。	**灸法** 艾条温和灸15~20分钟。

足三里穴

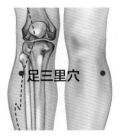

足三里穴

定位 小腿前外侧，外膝眼穴下3寸，外膝眼穴和解溪穴连线上。

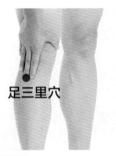

足三里穴

取穴 同侧手虎口围住髌骨外上缘，其余四指向下，中指指尖处。

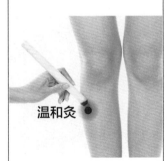

温和灸

灸法 艾条温和灸15~20分钟。

阳陵泉穴

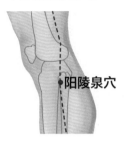

阳陵泉穴

定位 在小腿外侧，腓骨小头前下方凹陷中。

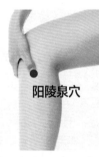

阳陵泉穴

取穴 屈膝90度，膝关节外下方，腓骨小头前下方凹陷处。

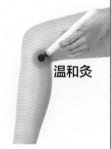

温和灸

灸法 艾条温和灸15~20分钟。

太冲穴

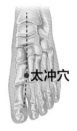

太冲穴

定位 位于足背，第1、第2跖骨结合部前的凹陷处。

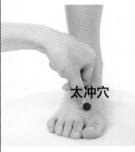

太冲穴

取穴 足背，沿第1、第2趾间横纹向足背上推，可感有一凹陷处即是。

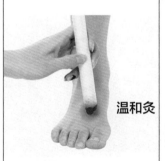

温和灸

灸法 艾条温和灸15~20分钟。

八髎穴

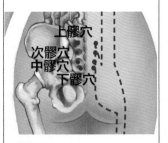

上髎穴
次髎穴
中髎穴
下髎穴

定位 即上髎穴、次髎穴、中髎穴和下髎穴，分别位于第1、第2、第3、第4骶后孔中。

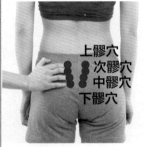

上髎穴
次髎穴
中髎穴
下髎穴

取穴 除拇指外，四指分别按于骶骨第1到第4骨椎棘突上，向外移1横指处。

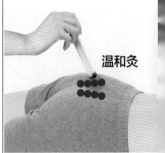

温和灸

灸法 艾条温和灸15~20分钟。

肥胖　化痰祛湿，降脂减肥

近年来，肥胖症已成为危害健康主要的"敌人"之一。相当一部分的肥胖者，可并发冠心病、高血压、高脂血症、血管硬化、糖尿病、胆囊炎、脂肪肝等病，部分女性还伴有月经不调、闭经、不孕不育、多囊卵巢综合征等病症。

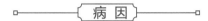

病因

肥胖除了与遗传因素有关外，主要是饮食过多，大量摄入高蛋白、高脂肪、高能量食品，缺乏运动，生活方式不健康，造成体内热能的摄入与消耗失衡，导致脂肪堆积、形体臃肿肥胖。

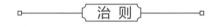

治则

化痰祛湿，降脂减肥

因痰湿属阴，当以阳化之、以热行之，艾草为阳、温灸是火，温热之气可去除聚集于体内的阴寒痰湿之邪。所以降脂减肥有效的方法，就是行气通络、化痰祛湿。施灸时，可先取三焦俞穴、阳池穴，疏利三焦、行气利水。配以天枢穴、丰隆穴、三阴交穴，健脾和胃、化湿祛痰。大椎穴为诸阳之会，总督一身之阳；命门穴乃生命之门，内藏肾阳之气；大肠俞穴联系胃肠两腑，主管人体排泄。以上诸穴合用，可通阳补肾、行气活血、祛除痰湿、清利下泄、减肥瘦身。

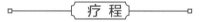

疗程

姜味辛性温，入肺、脾、胃等经，具有温中、燥湿、消痰之效。为了增强艾灸的疗效，也可选择高度为1厘米，炷底直径为0.8厘米的艾炷，施行隔姜灸，每次灸5壮或6壮，每天1次，1个月为1个疗程。或者温和灸各穴，每穴20~30分钟，每天1次，7天为1个疗程，连续治疗5~9个疗程。

▼选择舒适的俯卧位，在背部大椎穴、命门穴、三焦俞穴、大肠俞穴分别用艾灸盒灸20~30分钟，每天坚持，可通阳补肾、减肥瘦身。

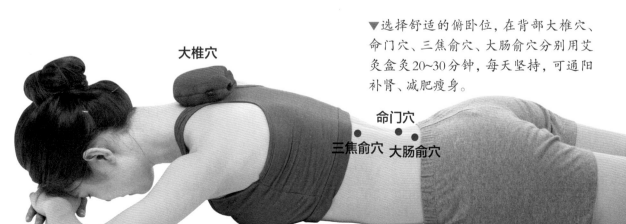

大椎穴

命门穴

三焦俞穴　大肠俞穴

阳池穴	三阴交穴	天枢穴	丰隆穴

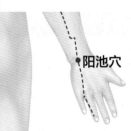

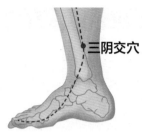

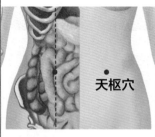

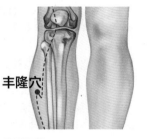

定位 位于手腕背面尺腕关节部，指总伸肌腱的尺侧凹陷中。

定位 位于小腿内侧，当足内踝尖直上3寸，胫骨内侧缘后方。

定位 位于脐眼两侧，平脐中水平线，旁开1.5寸。

定位 位于足外踝上8寸（大约在外膝眼与外踝尖的连线中点）处。

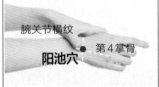

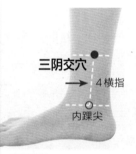

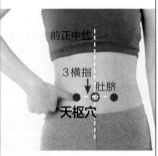

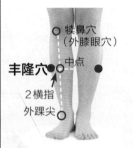

取穴 手背面，由第4掌骨向上推至腕关节横纹，可触及凹陷处。

取穴 手四指并拢，小指下缘靠内踝尖上，食指上缘所在水平线与胫骨后缘交点处。

取穴 肚脐旁开3横指，按压有酸胀感处。

取穴 犊鼻穴与外踝前缘平外踝尖处连线中点，距胫骨2横指处。

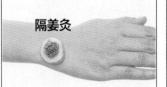

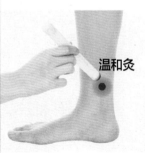

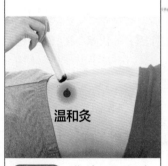

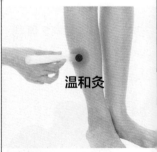

灸法 艾条温和灸20~30分钟或隔姜灸。

灸法 艾条温和灸20~30分钟。

灸法 艾条温和灸20~30分钟。

灸法 艾条温和灸20~30分钟。

中华民族自古以来都以白为美，所谓"一白遮三丑"，就连那些历史上的绝代佳人，古人也常形容她们是"肤如凝脂"。医学专家认为，皮肤出现色斑，不仅影响女性的容貌，还是一种体内色素代谢障碍性疾病。不少女性出现色斑，是因为慢性盆腔炎、内分泌紊乱、卵巢囊肿、子宫肌瘤、乳腺增生、月经不调等疾病所致。

病 因

除了长时期接受紫外线照射外，妊娠、贫血、营养不良、肝病、肺结核、肿瘤、慢性酒精中毒以及口服避孕药、苯妥英钠等药物，这些都有可能增加皮肤黑色素细胞的活性，引发色斑。

治 则

审因施治，美白祛斑

女性颜面皮肤色素沉着，或情志抑郁、肝失疏泄、化热伤血、络脉阻塞；或过食厚味、脾失健运、气血虚亏、荣不于面；或肝胆湿热、经脉瘀滞、气血不通、肌肤失养；或肾水不足、阴液亏乏，虚火上熏于脸面；或肾阳不足、寒凝血滞，难以温养经脉。因而以灸除斑，必须先辨证取穴。病在肝胆，可取肝经的章门穴、期门穴、太冲穴，胆经的风市穴（见第101页）、阳陵泉穴、绝骨穴（见第121页）。病在脾胃，可取脾经的血海穴（见第164页）、阴陵泉穴、三阴交穴（见第180页），胃经的天枢穴（见第180页）、足三里穴、巨虚穴（见第216页）。病在肾和膀胱，可取肾经的涌泉穴（见第174页）、太溪穴、照海穴（见第147页），膀胱经的肾俞穴（见第191页）、申脉穴、昆仑穴（见第88页）。补肝益肾、健脾和胃、疏经通络、行气活血，以除色斑之因。

疗 程

回旋灸以上穴位，每穴15~20分钟，每天1次。

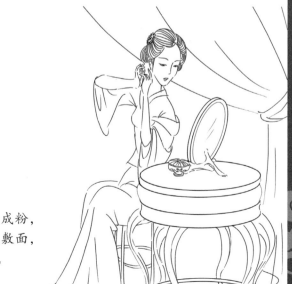

▶古代女子将丝瓜晒干研成粉，每晚用清水或蜂蜜调成膏敷面，片刻后洗去，可美白祛斑。

章门穴	期门穴	阳陵泉穴	足三里穴
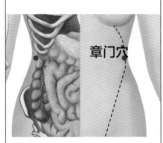	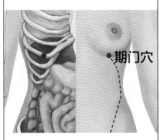	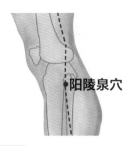	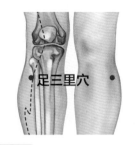
定位 位于人体的侧腹部，第11肋游离端的下方。	**定位** 位于胸部，乳头直下，第6肋间隙，前正中线旁开4寸。	**定位** 在小腿外侧，腓骨小头前下方凹陷中。	**定位** 小腿前外侧，外膝眼穴下3寸，外膝眼穴和解溪穴连线上。
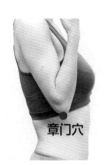	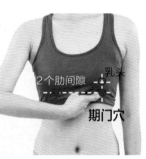	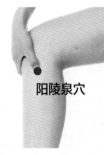	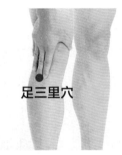
取穴 正坐，屈肘合腋，肘尖所指处，按压有酸胀感处。	**取穴** 正坐或仰卧，自乳头垂直向下推2个肋间隙，按压有酸胀感处。	**取穴** 屈膝90度，膝关节外下方，腓骨小头前下方凹陷处。	**取穴** 同侧手虎口围住髌骨外上缘，其余四指向下，中指指尖处。
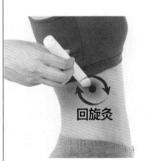	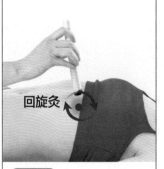	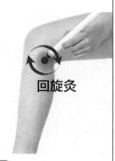	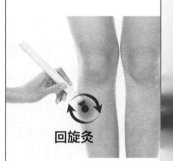
灸法 艾条回旋灸15~20分钟。	**灸法** 艾条回旋灸15~20分钟。	**灸法** 艾条回旋灸15~20分钟。	**灸法** 艾条回旋灸15~20分钟。

阴陵泉穴

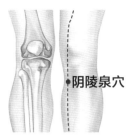

定位 在小腿内侧，膝下胫骨内侧凹陷中。

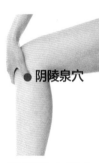

取穴 拇指沿小腿内侧骨内缘向上推，抵膝关节下，胫骨向内上弯曲凹陷处。

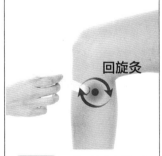

回旋灸

灸法 艾条回旋灸15~20分钟。

太冲穴

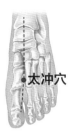

定位 位于足背，第1、第2跖骨结合部前的凹陷处。

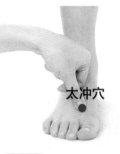

取穴 足背，沿第1、第2趾间横纹向足背上推，可感有一凹陷处即是。

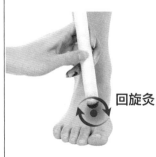

回旋灸

灸法 艾条回旋灸15~20分钟。

太溪穴

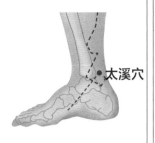

定位 在踝区，内踝尖与跟腱之间的凹陷中。

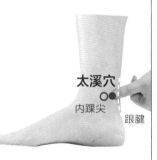

取穴 坐位垂足，由足内踝向后推至与跟腱之间凹陷处。

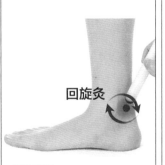

回旋灸

灸法 艾条回旋灸15~20分钟。

申脉穴

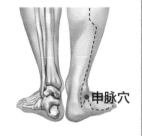

定位 位于足外踝尖下方的凹陷中。

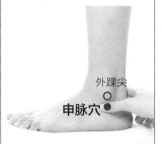

取穴 外踝尖垂直向下可触及一凹陷处。

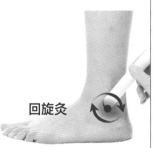

回旋灸

灸法 艾条回旋灸15~20分钟。

乳房下垂 调冲任，强脾胃，补气血

坚挺、丰满、富有弹性的胸乳是女性美的重要象征，乳房的大小和形状是女性在其生长发育过程中受遗传、营养、激素水平等因素综合作用的结果。进入青春期后，随着女性体内性腺的发育成熟，性激素的分泌，乳房逐渐丰满、增大。但随着年龄增长，女性的乳房也会出现下垂、松弛、衰老，这不仅损害女性的形态和曲线美，而且会带来诸多不适。

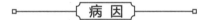
病因

除了年龄增长、先天发育不良、遗传因素外，乳房下垂也可由胸罩选择不当而引起。同时，营养状况、生活习惯、精神状态等也会影响乳房的发育。

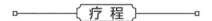
疗程

温和灸以上穴位，每穴15分钟，每天1次。

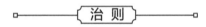
治则

调冲任，强脾胃，补气血

中医认为，女性乳房的丰满坚挺，与肾精天癸，冲任盛衰，肝、脾、胃功能息息相关。肾气化生天癸，天癸激发冲任，冲任之气血，上走胸乳哺养乳房，下注胞宫化为经血。所以女性的经、带、孕、胎、产，都会消耗大量的气血，导致体内肾气不足、冲任失调。不少女性，或冲任虚乏、气血不足，无以滋养乳房，或情绪抑郁、肝气郁结，乳房经脉阻塞。因脾主肌肉、乳头属肝、乳房络胃，故肝气横逆、脾失健运、胃虚无力，都会造成乳房平坦、松弛、下垂。所以女性丰胸美乳，当调冲任、强脾胃、补气血。施灸时，可取任脉、胃经、肺经的膻中穴、乳根穴、屋翳穴、肩井穴、少泽穴、中府穴、肝俞穴等穴位。

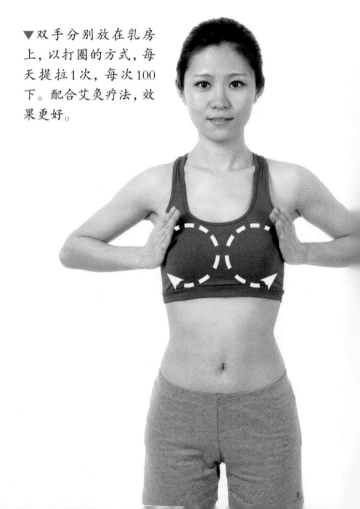
▼双手分别放在乳房上，以打圈的方式，每天提拉1次，每次100下。配合艾灸疗法，效果更好。

膻中穴	乳根穴	屋翳穴	少泽穴
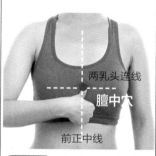	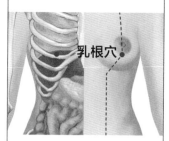	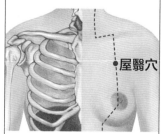	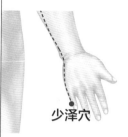
定位 位于胸骨中线上，平第4、第5肋间隙，两乳之间。	**定位** 位于人体胸部，第5肋间隙，前正中线旁开4寸。	**定位** 位于人体的胸部，当第2肋间隙，前正中线旁开4寸。	**定位** 在小指末节尺侧，距指甲角0.1寸。
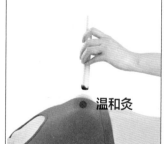	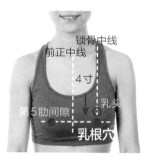	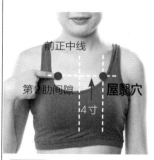	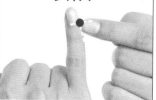
取穴 在前正中线上，两乳头之间的中点。乳房下垂者，则可由锁骨往下摸至第4肋骨，与前正中线交点处。	**取穴** 正坐或仰卧，从锁骨往下数至第5肋间隙，与锁骨中线的交点处。	**取穴** 正坐，从乳头沿直线向上推2个肋间隙，按压有酸胀感处。	**取穴** 伸小指，指甲底部与指尺侧引线交点处。
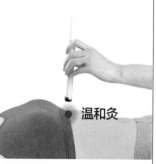	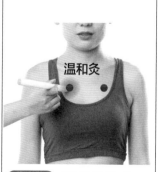	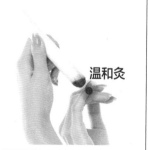	
灸法 艾条温和灸15分钟。	**灸法** 艾条温和灸15分钟。	**灸法** 艾条温和灸15分钟。	**灸法** 艾条温和灸15分钟。

中府穴	肝俞穴	肩井穴

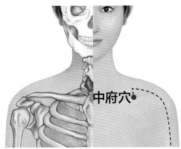

定位 位于胸前壁外上方，前正中线旁开6寸，平第1肋间隙中。

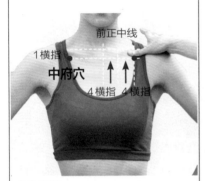

取穴 正立，双手叉腰，锁骨外侧端下方有一凹陷，该处再向下1横指即是。

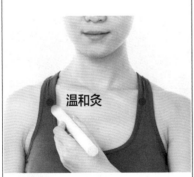

灸法 艾条温和灸15分钟。

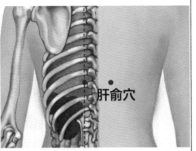

定位 在脊柱区，第9胸椎棘突下，后正中线旁开1.5寸。

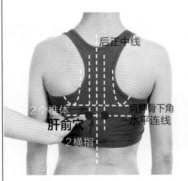

取穴 肩胛骨下角水平连线与脊柱相交椎体处，往下推2个椎体，后正中线旁开2横指处。

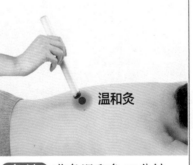

灸法 艾条温和灸15分钟。

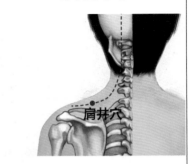

定位 位于大椎穴与肩峰连线的中点。

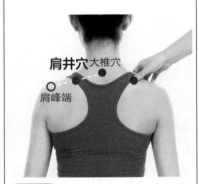

取穴 先找到大椎穴，再找到锁骨肩峰端，二者连线中点处。

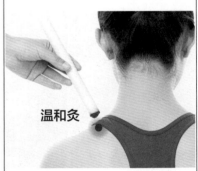

灸法 艾条温和灸15分钟。

男性艾灸，补肾壮阳气

全世界无论哪个国家，女性的平均寿命均高于男性。而且女性要比男性更重视自己的身体健康。据国家统计局的调查：同一种疾病，去看医生的男性要比女性少40%。尤其是一部分中年男性，嫌麻烦、怕检查，即便有病也时常"拖"着、"挺"着。所以人们虽然常说男人高大伟岸，其实不少是外强中干。所以男人非常需要用纯阳之艾，补命门之火，灸督脉之穴，以振奋体内阳气，令肾阳不息、精气充盈、气血旺盛、无病少病。

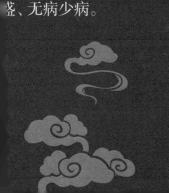

男性不育 治分虚实，切忌盲目进补

世界卫生组织将育龄期夫妇同居1年以上，有正常规律的性生活，没有采取任何避孕措施，由男方因素引起的女方不孕，称为男性不育症。

病因

临床上男性不育大多为少精、弱精、死精、无精、不射精、精稠不液化、阳痿等所致。中医认为，此病与肾、心、肝、脾，尤其是肾有关。

治则

治分虚实，切忌盲目进补

实证者，或情志不舒、疏泄失职、气郁伤肝，宗筋痿软、阳事不举；或气郁化火、耗灼肾水、水不养木，宗筋拘急、精窍遏阻；或嗜食肥甘滋腻、辛香火辣之品，损脾伤胃，导致中土不健、痰湿内生、久郁化热、命门抑阻、阳痿死精。

虚证者，或命门火衰、肾气疲弱、阳痿不举、无力射精；或久病伤阴、精血耗散、元阴不足、少精弱精；或相火亢盛、阴虚火旺、精液黏稠不化；或思虑过度、劳倦伤心、心气不足、心血亏耗；或大病久病、大伤元气、气血两虚、无以化生精液、少精弱精甚至无精。

针对以上诸多原因，男性不育患者，可分别选择补泻手法，艾灸治疗。

疗程

采用温和灸、回旋灸、雀啄灸或隔物灸，每穴各灸20分钟，或7壮，每天1次。

命门穴	气海穴	关元穴	足三里穴

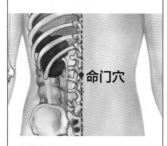 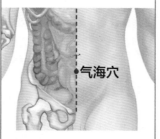 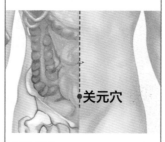 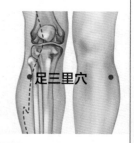

命门穴　气海穴　关元穴　足三里穴

命门穴

定位 位于腰部，后正中线上，第2、第3腰椎棘突间。

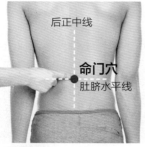

后正中线
命门穴
肚脐水平线

取穴 肚脐水平线与后正中线交点处。

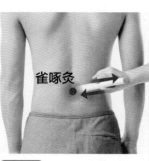

雀啄灸

灸法 艾条温和灸、回旋灸或雀啄灸20分钟。

气海穴

定位 位于肚脐正下方1.5寸，也就是相当于人体的正中心。

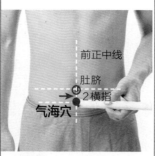

前正中线
肚脐
2横指
气海穴

取穴 在下腹部，前正中线上，肚脐中央向下2横指处。

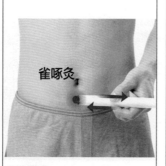

雀啄灸

灸法 艾条温和灸、回旋灸或雀啄灸20分钟。

关元穴

定位 在下腹部，脐中下3寸，前正中线上。

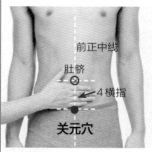

前正中线
肚脐
4横指
关元穴

取穴 在下腹部，前正中线上，肚脐中央向下4横指处。

雀啄灸

灸法 艾条温和灸、回旋灸或雀啄灸20分钟。

足三里穴

定位 小腿前外侧，外膝眼穴下3寸，外膝眼穴和解溪穴连线上。

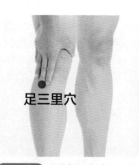

足三里穴

取穴 同侧手虎口围住髌骨外上缘，其余四指向下，中指指尖处。

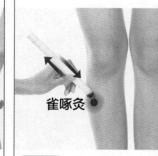

雀啄灸

灸法 艾条温和灸、回旋灸或雀啄灸20分钟。

三阴交穴

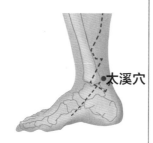

定位 位于小腿内侧，当足内踝尖直上3寸，胫骨内侧缘后方。

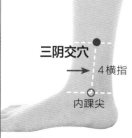

三阴交穴
→ 4横指
内踝尖

取穴 手四指并拢，小指下缘靠内踝尖上，食指上缘所在水平线与胫骨后缘交点处。

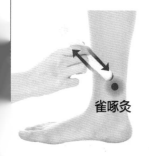

雀啄灸

灸法 艾条温和灸、回旋灸或雀啄灸20分钟。

太溪穴

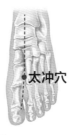

太溪穴

定位 在踝区，内踝尖与跟腱之间的凹陷中。

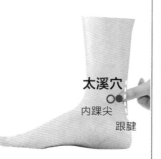

太溪穴
内踝尖
跟腱

取穴 坐位垂足，由足内踝向后推至与跟腱之间凹陷处。

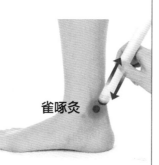

雀啄灸

灸法 艾条温和灸、回旋灸或雀啄灸20分钟。

太冲穴

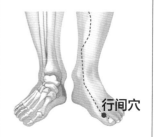

太冲穴

定位 位于足背，第1、第2跖骨结合部前的凹陷处。

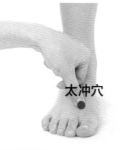

太冲穴

取穴 足背，沿第1、第2趾间横纹向足背上推，可感有一凹陷处即是。

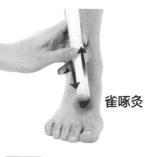

雀啄灸

灸法 艾条温和灸、回旋灸或雀啄灸20分钟。

行间穴

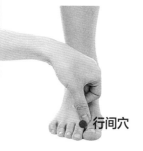

行间穴

定位 位于足背侧，第1、第2趾间，趾蹼缘后方赤白肉际处。

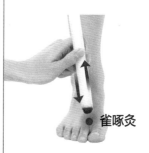

行间穴

取穴 在足背部，第1、第2趾之间连接处的缝纹头处。

雀啄灸

灸法 艾条温和灸、回旋灸或雀啄灸20分钟。

遗精 调益心肾，固摄精关

遗精是男性在睡眠状态下，精液不自主地从尿道排出，是一种较常见的生理现象，就如古人所说"精满则溢"，因而未婚成年男性，1个月如果遗精3~5次，属于正常现象。

190

病因

因过度疲劳、压力增大、受到性刺激、性幻想过多，遗精的次数会有所增加，通过休息、调整情绪，一般都能恢复正常，不需要特殊处理。若是频繁遗精，1个月超过5次，持续3个月以上，则要去医院检查一下，因为包茎、包皮过长，尿道炎，前列腺疾患等，也有可能引发"遗精"。

而精之主宰则在心，故精之蓄泄无非听命于心。"现代科学研究早已发现，人最大和最重要的性器官是大脑（心）。中医说心主神明，肾主精关，二者相互配合、协调默契，才能完成男人这最后的一击。所以中医认为，此病主要在心肾，与肝脾有关。或心肾君相火旺、湿热痰火下注，扰动精室；或心脾劳伤、肾精亏虚、气不摄精、精关不固，导致遗精频繁。此时可取任脉、肾经、肝经、脾经、膀胱经等穴，艾灸治疗。

治则

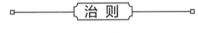

调益心肾，固摄精关

《黄帝内经》曰："肾者主蛰，封藏之本，精之处也。"《景岳全书》更明确指出："精之藏制虽在肾，

疗程

采用回旋灸、雀啄灸，每穴各灸15~20分钟，每天1次。

▼每天回旋灸命门穴15分钟，可温补肾阳。

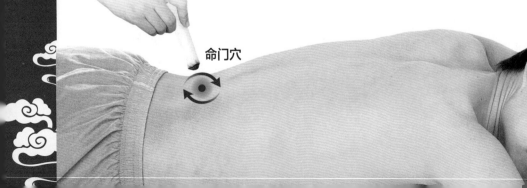

命门穴

关元穴	肾俞穴	八髎穴	膀胱俞穴

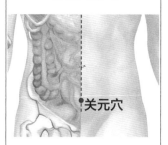 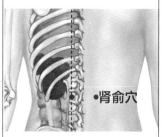 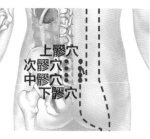 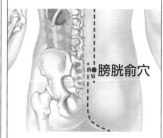

定位 在下腹部，脐中下3寸，前正中线上。

定位 位于第2腰椎棘突下，后正中线旁开1.5寸处。

定位 即上髎穴、次髎穴、中髎穴和下髎穴，分别位于第1、第2、第3、第4骶后孔中。

定位 位于骶区，平第2骶后孔，后正中线旁开1.5寸。

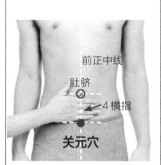 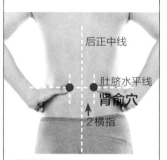 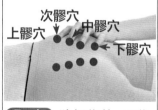 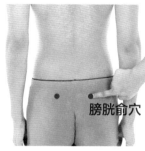

取穴 在下腹部，前正中线上，肚脐中央向下4横指处。

取穴 肚脐水平线与脊柱相交椎体处，后正中线旁开2横指处。

取穴 除拇指外，四指分别按于骶骨第1到第4骨椎棘突上，向外移1横指处。

取穴 平第2骶后孔，当髂后上棘内缘下与骶骨间的凹陷处。

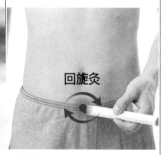 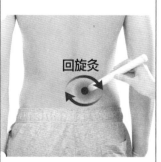 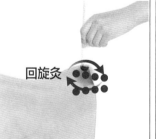 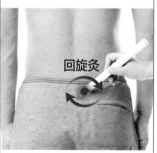

灸法 艾条回旋灸或雀啄灸15~20分钟。

灸法 艾条回旋灸或雀啄灸15~20分钟。

灸法 艾条回旋灸或雀啄灸15~20分钟。

灸法 艾条回旋灸或雀啄灸15~20分钟。

三阴交穴	志室穴	太溪穴	足三里穴
	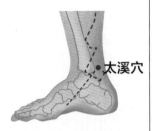	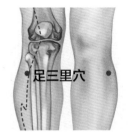	

三阴交穴

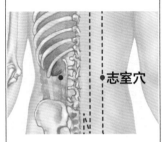

定位 位于小腿内侧，当足内踝尖直上3寸，胫骨内侧缘后方。

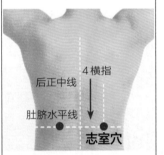

取穴 手四指并拢，小指下缘靠内踝尖上，食指上缘所在水平线与胫骨后缘交点处。

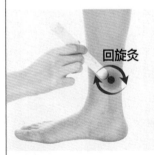

灸法 艾条回旋灸或雀啄灸15~20分钟。

志室穴

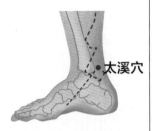

定位 位于第2腰椎棘突下，后正中线旁开3寸处。

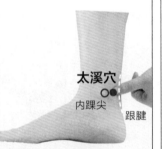

取穴 肚脐水平线与脊柱相交椎体处，后正中线旁开4横指处。

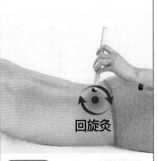

灸法 艾条回旋灸或雀啄灸15~20分钟。

太溪穴

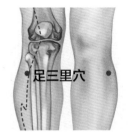

定位 在踝区，内踝尖与跟腱之间的凹陷中。

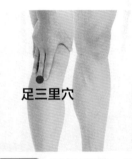

取穴 坐位垂足，由足内踝向后推至与跟腱之间凹陷处。

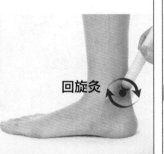

灸法 艾条回旋灸或雀啄灸15~20分钟。

足三里穴

定位 小腿前外侧，外膝眼穴下3寸，外膝眼穴和解溪穴连线上。

取穴 同侧手虎口围住髌骨外上缘，其余四指向下，中指指尖处。

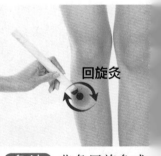

灸法 艾条回旋灸或雀啄灸15~20分钟。

阳痿 壮阳除湿，强腰固肾

阳痿是指在有性欲状态下，阴茎不能勃起，或阴茎虽能勃起，但不能维持足够的时间和硬度，无法完成正常性生活者。那些偶尔因疲劳、重病、焦虑、醉酒等原因，发生阴茎不能勃起或勃起而不坚的现象，则不属病态。

病因

曾有不少人以为，阳痿多为心理因素所致，但随着各种先进检测技术的应用，人们发现由器质性病变引发的阳痿，占整个发病情形的80%以上。这说明阳痿不仅是男性性功能障碍的一种表现，还是反映其身体健康的"晴雨表"。例如，阴茎缺少血液进入和支撑时，是很难正常勃起的。所以观察阴茎有无勃起，除了可了解体内激素水平是否正常外，还能反映出血管的健康状况。因而对阳痿应该标本同治，必须同时治疗引发阳痿的原发性疾病，如糖尿病、冠心病、血管硬化等。

治则

壮阳除湿，强腰固肾

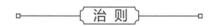

在中医看来，造成阳痿的主要原因有二；一是命门火衰，二是湿热下注。所以根治阳痿的关键是激发和振奋元阳之气，祛除下身湿热。尤其是对功能性阳痿，艾灸可益气壮阳、强腰固肾，效果颇佳。命门火衰者以灸任督二脉为主，配以足少阴肾经、足太阴脾经、足太阳膀胱经诸穴，以关元穴培元固本，肾俞穴、气海穴、太溪穴补肾健脾。湿热下注者，以任脉、足太阴脾经、足阳明胃经为主，以中极穴清膀胱湿热、三阴交穴健脾利湿。

疗程

将艾条点燃熏灼，按先腰腹后四肢的顺序，每穴各灸25分钟。或将艾绒搓成像筷子粗细，长约3厘米的艾炷，置于穴位上方将其点燃。当被灸者皮肤灼热难当时，将艾炷迅速移开，如此反复灸灼7壮。

▼用拇指指腹用力按压肾俞穴，每次停留15秒，并重复数次，可益气壮阳、强腰固肾。

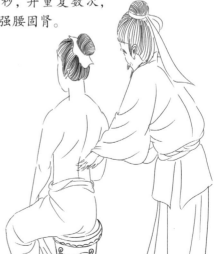

肾俞穴	关元穴	气海穴

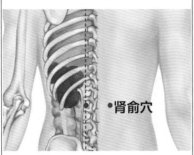

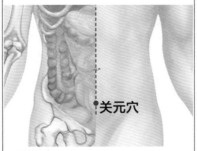

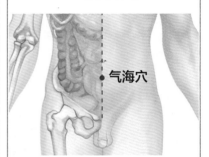

定位 位于第2腰椎棘突下，后正中线旁开1.5寸处。

定位 在下腹部，脐中下3寸，前正中线上。

定位 位于肚脐正下方1.5寸，也就是相当于人体的正中心。

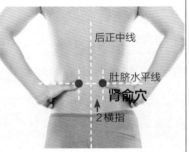

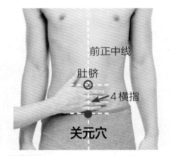

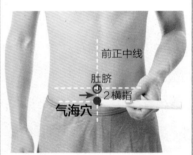

取穴 肚脐水平线与脊柱相交椎体处，后正中线旁开2横指处。

取穴 在下腹部，前正中线上，肚脐中央向下4横指处。

取穴 在下腹部，前正中线上，肚脐中央向下2横指处。

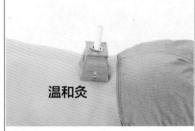

温和灸

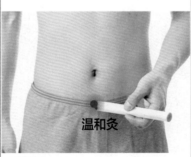

温和灸

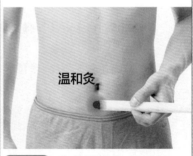

温和灸

灸法 艾条温和灸25分钟。

灸法 艾条温和灸25分钟。

灸法 艾条温和灸25分钟。

中极穴	太溪穴	三阴交穴
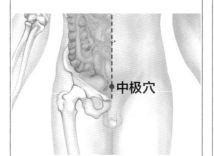	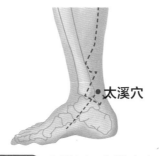	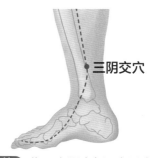
定位 腹部正中线，脐下4寸。	定位 在踝区，内踝尖与跟腱之间的凹陷中。	定位 位于小腿内侧，当足内踝尖直上3寸，胫骨内侧缘后方。
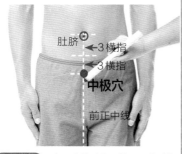	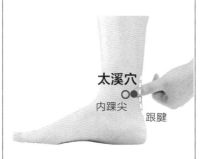	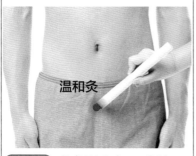
取穴 在下腹部，前正中线上，肚脐中央向下2个3横指处。	取穴 坐位垂足，由足内踝向后推至与跟腱之间凹陷处。	取穴 手四指并拢，小指下缘靠内踝尖上，食指上缘所在水平线与胫骨后缘交点处。
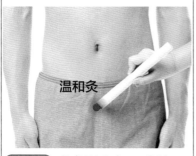	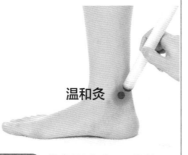	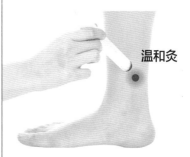
灸法 艾条温和灸25分钟。	灸法 艾条温和灸25分钟。	灸法 艾条温和灸25分钟。

前列腺炎 益肾除湿，活血通淋

患泌尿外科疾病的成年男性，有25%~40%的人有前列腺炎。患有前列腺炎的男性，会出现尿频、尿急，排尿时疼痛或尿道烧灼，小腹部、会阴部重坠和饱胀感等不适。严重者还可出现终末血尿、排尿困难甚至尿潴留。由于前列腺液参与精液的凝固与液化过程，并提供精子生存所需的营养成分，所以慢性前列腺炎，还可能导致男性性功能障碍，如性欲减退或消失、射精疼痛、血精、阳痿、早泄、不育等。

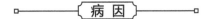

病因

饮酒过度、嗜食辛辣、膏粱厚味，长期端坐、会阴部受压、前列腺瘀血、腺管阻塞、腺液排泄不畅、工作疲劳、心理压力大、不良的生活习惯、机体抗病能力下降、遭受各种病原体感染、过分地节欲或纵欲等，这些都有可能诱发前列腺炎。

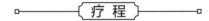

疗程

施灸时，可手持点燃的艾条，先在腰部诸穴上方3厘米处悬灸25分钟，再在腹部和下肢各穴悬灸25分钟。以局部皮肤出现红晕、灼热感为好。每天1次，10天为1个疗程，中间休息1~2天，连续施灸2个或3个疗程。

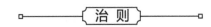

治则

益肾除湿，活血通淋

中医认为，此病属"精浊""劳淋"的范畴，主要为肾虚血瘀、湿热（寒湿）郁结、浊精阻滞所致。必须温肾、活血、通淋，以助膀胱气化，化解湿热（寒湿）下注。肾主水，司二便，督脉督一身之阳，水之运行由气而动，故可先以艾热灸火、益气行水、补肾通淋，取命门穴、肾俞穴、阴陵泉穴，改善肾气。水液属阴，任脉任一身之阴，水液总管，有通利水液之责，故可取任脉中的气海穴、关元穴、中极穴三穴，并配属脾肾经的三阴交穴、太溪穴二穴，运化水湿、通利水道、祛湿逐瘀、消肿散结。

"艾"心提示

80%以上的男性都发生过前列腺问题，但男性对于生殖系统的卫生保健意识相对薄弱，需要培养良好的生活习惯，这是预防前列腺病变的好方法。平时应多饮水、少憋尿，辛辣、肥腻的食物和酒会加重病情，应该避免食用。每天可将臀部放在温水中，对会阴部施行热浴理疗，以改善前列腺组织的血液循环。

命门穴	肾俞穴	气海穴	关元穴
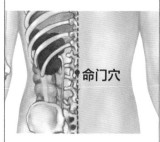	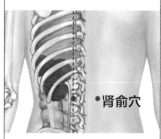	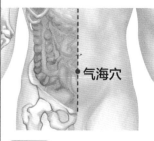	
定位 位于腰部，后正中线上，第2、第3腰椎棘突间。	**定位** 位于第2腰椎棘突下，后正中线旁开1.5寸处。	**定位** 位于肚脐正下方1.5寸，也就是相当于人体的正中心。	**定位** 在下腹部，脐中下3寸，前正中线上。
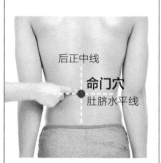	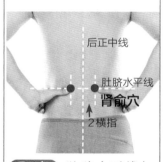	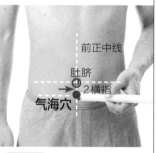	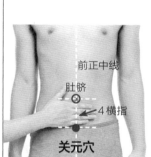
取穴 肚脐水平线与后正中线交点处。	**取穴** 肚脐水平线与脊柱相交椎体处，后正中线旁开2横指处。	**取穴** 在下腹部，前正中线上，肚脐中央向下2横指处。	**取穴** 在下腹部，前正中线上，肚脐中央向下4横指处。
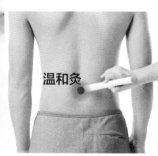	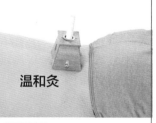	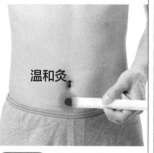	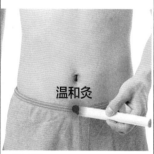
灸法 艾条温和灸25分钟。	**灸法** 艾条温和灸25分钟。	**灸法** 艾条温和灸25分钟。	**灸法** 艾条温和灸25分钟。

中极穴	阴陵泉穴	三阴交穴	太溪穴
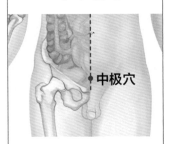	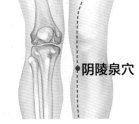	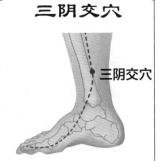	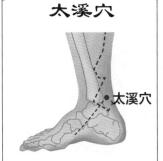
定位 腹部正中线，脐下4寸。	**定位** 在小腿内侧，膝下胫骨内侧凹陷中。	**定位** 位于小腿内侧，当足内踝尖直上3寸，胫骨内侧缘后方。	**定位** 在踝区，内踝尖与跟腱之间的凹陷中。
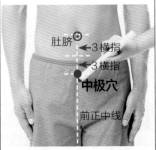	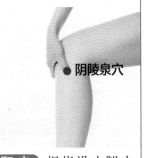	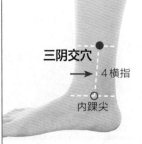	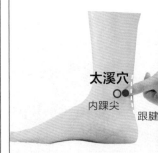
取穴 在下腹部，前正中线上，肚脐中央向下2个3横指处。	**取穴** 拇指沿小腿内侧骨内缘向上推，抵膝关节下，胫骨向内上弯曲凹陷处。	**取穴** 手四指并拢，小指下缘靠内踝尖上，食指上缘所在水平线与胫骨后缘交点处。	**取穴** 坐位垂足，由足内踝向后推至与跟腱之间凹陷处。
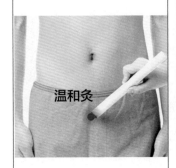	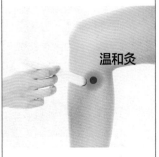	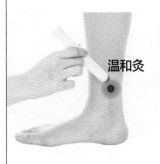	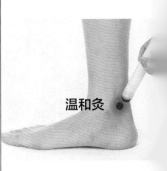
灸法 艾条温和灸25分钟。	**灸法** 艾条温和灸25分钟。	**灸法** 艾条温和灸25分钟。	**灸法** 艾条温和灸25分钟。

早泄 脏腑协调，控制有度

早泄是指男子阴茎勃起后，未进入阴道前，或刚刚进入、正在进入阴道，尚未抽动时便已射精，阴茎随之疲软，并进入不应期的现象。临床上阴茎勃起未进入阴道即射精者，便可诊断为早泄。若能进入阴道，但性交时间短于2分钟即射精者，也可诊断为早泄。

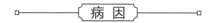

导致早泄的原因有心理和生理两部分，其属于性交不和谐型的男性性功能障碍。

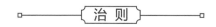

脏腑协调，控制有度

中医认为，宣泄精液乃人之本能，须控制有度，肾主精、主生殖，但脏是藏、腑是泻，因而生精在肾，泄精在膀胱。早泄是肾气虚亏、固摄失职，不能制精，或阴虚内热、相火妄动，内扰精室所致。施灸时，可先取足太阳膀胱经位于腰部的三焦俞穴、关元俞穴、大肠俞穴、小肠俞穴等穴位，调经气、控精关。再配以任脉的曲骨穴、中极穴，曲骨穴紧靠肾之外窍——前阴（生殖器），中极穴为膀胱的"募"穴，取这二穴可助肾气化、通调任督。然后取脾胃阴阳两经的血海穴（见第164页）、足三里穴，气血双补，因为脾有固摄之权，能控制精液的正常释放。最后，取主管人之阴器（生殖器）的足厥阴肝经的阴包穴，活血通经。

疗 程

艾灸以上腰腹部各穴，每穴灸20分钟，而四肢各穴，每穴灸25分钟。

"艾"心提示

频繁手淫会使神经中枢经常处于不自主的兴奋状态，并容易形成惯性。早泄患者如果有手淫习惯，应戒除。内裤应换成宽松纯棉的，缓和内裤对阴茎的刺激。日常饮食中，可适量多食牛肉、栗子、黑豆、核桃等补肾固精、强身健体的食物。患者可取五倍子20克，加清水，煎熬半小时。取汁倒入盆中，加入适量温开水，趁热熏洗阴部数分钟，并浸泡龟头。每晚1次，15~20天为1个疗程，可有效治疗早泄。

关元俞穴	三焦俞穴	大肠俞穴	小肠俞穴
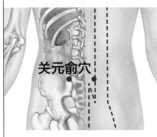	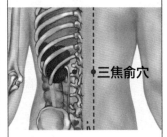	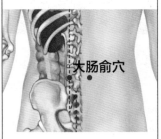	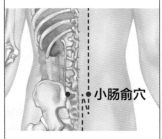
定位 位于第5腰椎棘突下，后正中线旁开1.5寸。	**定位** 位于第1腰椎棘突下，后正中线旁开1.5寸。	**定位** 位于第4腰椎棘突下，后正中穴旁开1.5寸。	**定位** 位于骶部，横平第1骶后孔，骶正中嵴旁1.5寸。
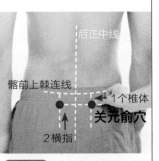	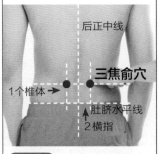	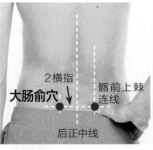	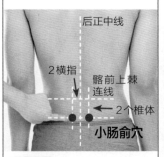
取穴 两侧髂前上棘连线与脊柱交点，往下推1个椎体，旁开2横指处。	**取穴** 肚脐水平线与脊柱相交椎体处，往上推1个椎体，下缘旁开2横指处。	**取穴** 两侧髂前上棘连线与脊柱交点，后正中线旁开2横指处。	**取穴** 两侧髂前上棘连线与脊柱交点，往下推2个椎体，旁开2横指处。
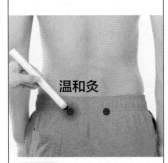	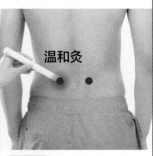	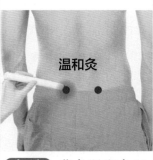	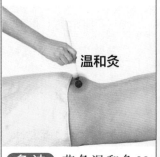
灸法 艾条温和灸20分钟。	**灸法** 艾条温和灸20分钟。	**灸法** 艾条温和灸20分钟。	**灸法** 艾条温和灸20分钟。

中极穴

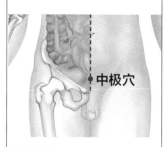

定位 腹部正中线，脐下4寸。

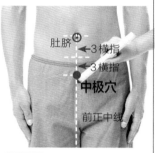

肚脐　←3横指
　　　←3横指
中极穴
前正中线

取穴 在下腹部，前正中线上，肚脐中央向下2个3横指处。

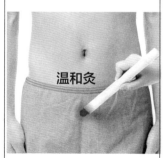

温和灸

灸法 艾条温和灸20分钟。

曲骨穴

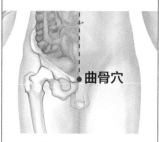

定位 位于腹下部耻骨联合上缘上方凹陷处。

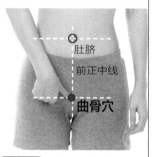

肚脐
前正中线
曲骨穴

取穴 由肚脐从上往下推，触摸到拱形骨头，就是耻骨，耻骨边缘的中点处。

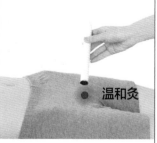

温和灸

灸法 艾条温和灸20分钟。

足三里穴

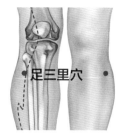

足三里穴

定位 小腿前外侧，外膝眼穴下3寸，外膝眼穴和解溪穴连线上。

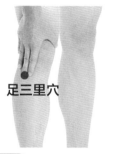

足三里穴

取穴 同侧手虎口围住髌骨外上缘，其余四指向下，中指指尖处。

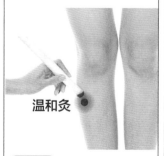

温和灸

灸法 艾条温和灸25分钟。

阴包穴

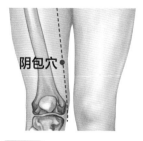

阴包穴

定位 在大腿内侧，当股骨上髁上4寸，股内肌与缝匠肌之间。

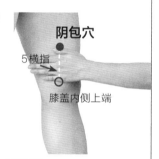

阴包穴
5横指
膝盖内侧上端

取穴 大腿内侧，膝盖内侧上端的骨性标志，直上5横指处。

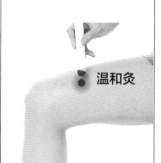

温和灸

灸法 艾条温和灸25分钟。

斑秃 根在肺肾，祛风养血

斑秃，民间俗称"鬼剃头"，是一种突然发生、以局限性毛发脱落为特征的皮肤病。初期时，常可见到一个或数个边界清楚的圆形或椭圆形脱发区。若脱发现象继续增多，区域扩展相互融合可转变为不规则形状，甚至发展为全秃，严重者眉毛、睫毛、腋毛、阴毛等也都有脱落，为普秃。虽然斑秃并不危害健康，但常被人们戏说为"聪明绝顶"，也有损形象。而且中华民族的传统理念是"人之发肤，受之父母"，毛发必须细心呵护。

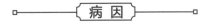
病因

引起斑秃的原因，目前尚不完全清楚，可能与遗传、免疫、情绪、内分泌等因素有关。中医认为，脑为髓海，肾主精，其华在发，发为血之余，因而头发的生长发育，是受肾气精血所滋养。倘若肺肾不足、脾胃虚弱、房劳不节、情志不遂，就会导致头皮、毛发失于濡养而脱落。

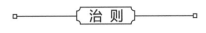
治则

根在肺肾，祛风养血

中医学中斑秃被称为"油风"，由肝郁血瘀、气血两虚、肝肾不足等原因所致。肺主皮毛，毛发为表，因而毛发体表得病，外邪侵袭之中必有风。而治外者、风者，首选祛风治表的风池穴、大椎穴，治肺和大肠之穴的曲池穴，疏风通络。发为血之余，阴血与脾、肝、肾关系最为密切，因而养血调内者，可取补益肾水的肾俞穴、太溪穴，生气化血的足三里穴，清泄肝火的太冲穴，以疏肝补肾、益气生发。

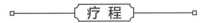
疗程

以上诸穴按从上至下的顺序施灸，还可选择脱发部位的阿是穴，每穴灸15~20分钟，每天1次，7天为1个疗程，以改善头皮组织和全身的血液循环。艾灸风池穴时可将艾条稍微抬高，避免烧到头发。

▼双手拇指用力按揉风池穴，早晚各1次，每次100下，可疏风通络、益气生发。

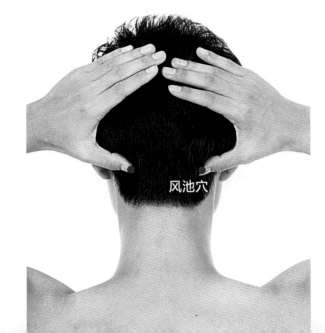

风池穴

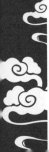

风池穴	大椎穴	肾俞穴	曲池穴

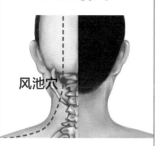

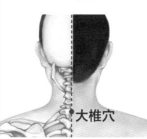

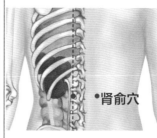

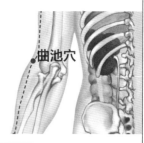

定位 位于枕骨下后发际上1寸，胸锁乳突肌与斜方肌上端之间的凹陷处。

定位 后正中线上，第7颈椎棘突下与第1胸椎之间凹陷处。

定位 位于第2腰椎棘突下，后正中线旁开1.5寸处。

定位 在肘部，尺泽穴与肱骨外上髁连线的中点处。

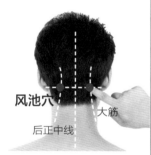

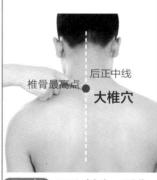

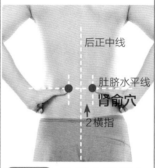

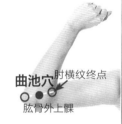

取穴 正坐，后头骨下两条大筋外缘陷窝中，与耳垂齐平处。

取穴 正坐低头，颈背交界椎骨高突处椎体，下缘凹陷处。

取穴 肚脐水平线与脊柱相交椎体处，后正中线旁开2横指处。

取穴 正坐，轻抬手臂，当肱骨外上髁与肘横纹终点连线的中点处。

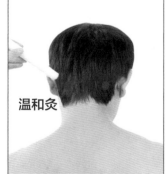

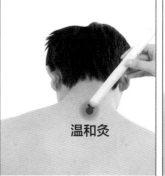

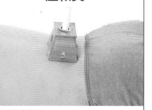

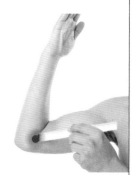

灸法 艾条温和灸或回旋灸10分钟。

灸法 艾条温和灸10分钟。

灸法 艾条温和灸10~15分钟。

灸法 艾条温和灸10~15分钟。

足三里穴	太冲穴	太溪穴

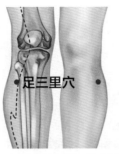

足三里穴

定位 小腿前外侧，外膝眼穴下3寸，外膝眼穴和解溪穴连线上。

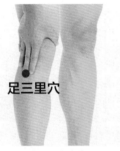

足三里穴

取穴 同侧手虎口围住髌骨外上缘，其余四指向下，中指指尖处。

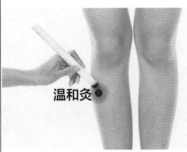

温和灸

灸法 艾条温和灸15~20分钟。

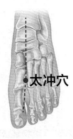

太冲穴

定位 位于足背，第1、第2跖骨结合部前的凹陷处。

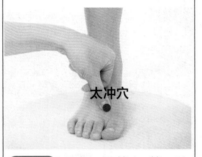

太冲穴

取穴 足背，沿第1、第2趾间横纹向足背上推，可感有一凹陷处即是。

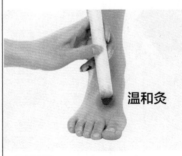

温和灸

灸法 艾条温和灸15~20分钟。

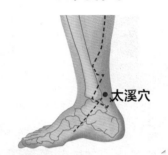

太溪穴

定位 在踝区，内踝尖与跟腱之间的凹陷中。

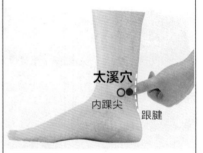

太溪穴

内踝尖　　跟腱

取穴 坐位垂足，由足内踝向后推至与跟腱之间凹陷处。

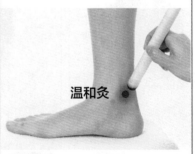

温和灸

灸法 艾条温和灸15~20分钟。

"艾"护孩子，
增强体质不生病

儿童的身体处于生长发育阶段，脏腑的形态和功能都尚未完善。儿童本身就是纯阳之体，不仅脏腑娇嫩，而且连营气都没有充足，身体会随着年龄的增长逐渐变化。所以根据儿童不同时期选择相对应的保健穴位进行施灸，有利于促进儿童生长发育，增强身体的免疫功能，预防疾病的发生。

由于婴幼儿体质特殊，在给宝宝施灸时，最好选择宝宝睡熟的时候，以免宝宝惊恐、哭闹造成烫伤。施灸时，注意艾灸条与皮肤之间的距离要适中，谨防灼伤。

儿病外治，中医一绝

古代诊病，成人称为"大方脉"，幼儿称为"小方脉"，可见中医一直是成幼有别、各施诊疗的。幼儿为纯阳之体，正处在人生的初始阶段，生长发育快，机体变化不断。但他们形气未充，娇嫩的脏腑形态与功能尚不完善。所以幼儿的诊疗与成人有所不同。

幼儿随着年龄的逐渐增长，受外界因素影响，疾病的发生率也日益增高。但幼儿疾病具有一个非常显著的特点，就是临床上除了先天性、遗传性疾病外，以呼吸道和消化道等疾病为多。而中医儿科诊疗，大多针对的就是此类疾病，以天然药物为主、副反应少，较为安全，故深受家长的欢迎。但中药内服，味道偏苦、难以入口。这时中医儿科就常会采用针灸、按摩、敷贴等外治疗法，或针对疾病本身直接施治，或强身健体以做预防。

《日用灸法》中曰："身柱灸，小儿必灸者也。出生七十五日以后灸之，如若疳疾满身，或患惊悸，虽七十五日以后可免之。"意思就是小儿无病时，在其出生75天以后，即可开始灸身柱穴，以保健康。有病时，则时间不限、随时可灸。当然在现代临床上，这还需要根据幼儿的病情和体质而定。体质较差者，灸治的时间可稍早些；体质强健、营养较好者，灸治的时间可偏晚些。

儿灸特色，艾条灯火

由于幼儿皮肤娇嫩，身体易动，穴位位置难以固定等原因，艾灸基本上都采用艾条灸。除个别病例外，一般很少采用艾炷灸，尤其是直接灸，以免损伤皮肤，留下瘢痕。施灸时，可等幼儿熟睡后，由家长将艾条点燃，高悬于患儿皮肤上方约3厘米处，采用温和灸、雀啄灸、回旋灸等法，每次灸15分钟左右，休息1天后再灸1次，10天后改为每周灸1次，或半个月灸1次。家长可将另一只手的食指和中指，放置于被灸部位的两侧，以感知被灸处的温度变化。局部皮肤若有红晕、温热舒适，可将艾条稍稍靠近皮肤一些，如红晕颜色加深、有灼热感时，可将艾条离皮肤远一些。

在幼儿灸疗中有一种较奇特的"灯火灸"法，《幼幼集成》将其誉为"幼科第一捷法"。据文献记载，灯火灸可疏风散表、行气利痰、解郁开胸、醒昏定搐，功效十分显著，主治小儿惊风、昏迷、抽搐、急性扁桃体炎、颈部淋巴结核、腮腺炎等病症。施灸时，先用灯芯草蘸麻油点燃，然后迅速向选定的穴位上点灼，并立即提起，此时灯芯草头部可发出清脆的"啪啪"爆声，所以此法又被称为"发爆疗法"。但此法不建议家中使用。

小儿疾病，重在预防

《养生一言草》中曰："小儿每月灸身柱、天枢，可保无病。"身柱穴为督脉之穴，人身支柱，督脉上通于脑、下贯于肾，主一身之阳。故施灸身柱穴，可通阳理气、祛风退热、清心宁神、降逆止咳、调理脾胃、补益虚损、消除疲劳，是调节人体神经系统，防治呼吸、消化等系统疾病的主穴。天枢穴位于人体腹部中段、上天下地之间，为调控饮食、营养传导输送的枢纽，它又是大肠的"募"穴，对幼儿消化、吸收、代谢、排泄机能的正常运行，起着非常重要的作用，因而调节好这个枢纽的升降功能，十分有助于身体健康。

对于机体免疫功能较虚弱、易感冒的患儿，可取风门穴、肺俞穴等穴位，每穴灸5~10分钟，隔日灸1次，以增强人的卫气，抵抗外邪的侵袭。若是幼儿消化功能紊乱，可灸足三里穴、中脘穴等穴位，促进脾胃的运化、消化、吸收功能。日本针灸医师代田文志先生提出，幼儿期灸身柱穴，可促进生长发育；17岁左右灸风门穴，能预防呼吸系统疾病的发生；24岁左右灸三阴交穴，会减少生殖泌尿系统疾患的出现；30岁以后灸足三里穴，可以增强脾胃的功能，预防各种疾病。

小儿发热

小儿发热可分为外感发热和内伤发热，外感发热又可分为风寒发热和风热发热。外感风寒的幼儿常见有恶风畏寒、喜人怀抱、肢体卷缩，鼻塞、打喷嚏、流清涕、口不渴等症状；外感风热的幼儿多有喜露头面、扬手掷足、揭衣去被、口渴欲饮、鼻塞、流黄涕、小便短赤、大便干结等异常；内伤食积的幼儿主要表现为低热、厌食、腹痛、口臭、口渴、大便干燥呈羊屎蛋状，或便溏腥臭、夜卧不安，部分幼儿睡觉时可呈俯卧位状。

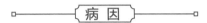

病因

中医认为，小儿发热多为机体正邪相争的结果，其中外感多为风寒或风热侵袭，内伤则主要为积食所致。

▼幼儿发热时还可以推拿天柱骨，帮助退热。一只手扶幼儿前额，另一手蘸水，先以食指、中指并拢轻拍后颈部20余次，再由后发际线推至大椎穴，以局部潮红为度。

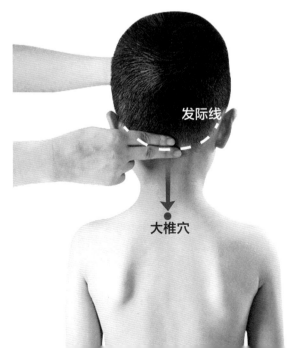

发际线

大椎穴

治则

通阳透表，消食化积

病邪束表、寒热瘀滞、食而不化，这些都会导致幼儿体温调节功能异常，出现发热。如果在家中采用艾灸治疗清退小儿发热，首推便是"诸阳之会"的大椎穴，它总督、统率、调和全身之阳气，既可散寒补阳，又能通经泄热。人体中肺主气，管皮毛、司宣发，与卫气相通相连，因而施灸肺俞穴，能固护人之正气、抵御外邪的侵袭，正如中医所说的"正气存内、邪不可干"。中脘穴、天枢穴，分别为胃和肠的募穴，施灸二穴，可宽中和胃、消食化积，退体内郁热。

疗程

幼儿发热时，家长可选择温和灸法，针对以上诸穴，每穴各灸15分钟，每天1次，至体温恢复正常为止。

大椎穴	身柱穴	风门穴

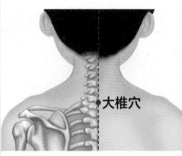

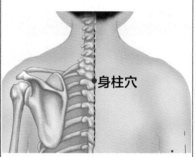

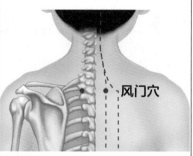

定位 后正中线上,第7颈椎棘突下与第1胸椎之间凹陷处。

定位 位于背部,第3胸椎棘突下,后正中线上。

定位 上背部,第2、第3胸椎棘突之间,旁开1.5寸。

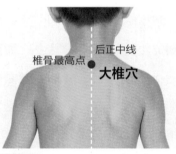

椎骨最高点 后正中线
大椎穴

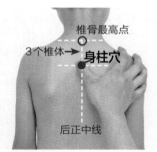

椎骨最高点
3个椎体→ 身柱穴
后正中线

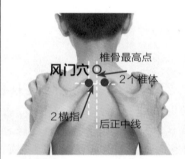

风门穴 椎骨最高点
2个椎体
2横指 后正中线

取穴 颈背交界椎骨高突处椎体,下缘凹陷处。

取穴 颈背交界处椎骨最高点向下推3个椎体,其下凹陷处。

取穴 颈背交界处椎骨最高点向下推2个椎体,下缘旁开2横指处。

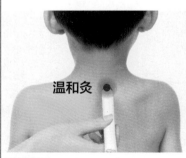

温和灸

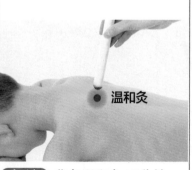

温和灸

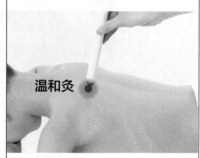

温和灸

灸法 艾条温和灸15分钟。

灸法 艾条温和灸15分钟。

灸法 艾条温和灸15分钟。

肺俞穴	中脘穴	天枢穴

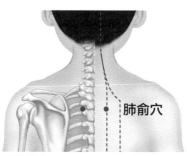 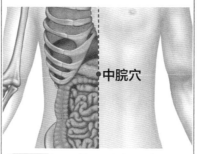 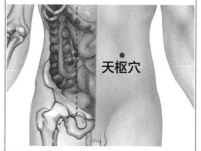

定位 位于背部，第3胸椎棘突下，后正中线旁开1.5寸。	定位 人体上腹部，前正中线上，当脐中上4寸处。	定位 位于脐眼两侧，平脐中水平线，旁开1.5寸。

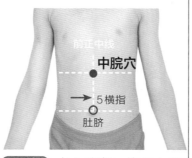 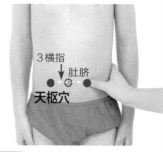

（left column image中部：取穴 颈背交界处椎骨最高点向下推3个椎体，下缘旁开2横指处。）

取穴 颈背交界处椎骨最高点向下推3个椎体，下缘旁开2横指处。	取穴 在上腹部，前正中线上，肚脐中央向上5横指处。	取穴 肚脐旁开3横指，按压有酸胀感处。

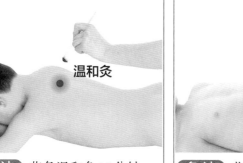 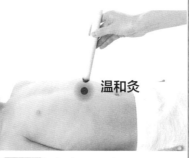 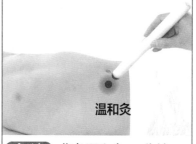

灸法 艾条温和灸15分钟。	灸法 艾条温和灸15分钟。	灸法 艾条温和灸15分钟。

小儿咳嗽 宣肺降气，祛除痰湿

人的耳、鼻、咽喉、支气管、肺等器官，只要受到异味或异物等刺激，都可通过神经传导到反射中枢，引发咳嗽将刺激物排出体外，这既是机体做出的一种自我保护，也是多种疾病向外发出的一个重要信号。例如，上呼吸道感染、支气管炎、过敏性鼻炎、慢性咽喉炎、肺炎等，都常有咳嗽症状，而且病程有时绵长难愈，民间有"咳嗽咳嗽、郎中对头"的说法。中医称"有声无痰为咳，有痰无声为嗽"，而且认为咳嗽的原因诸多，"五脏六腑皆令人咳，非独肺也"。

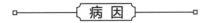

病 因

无论外感、内伤，咳嗽皆为肺气上逆、不得肃降所致，"痰不化则肺不净，肺不净则气难降，上逆而为咳"。

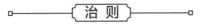

治 则

宣肺降气，祛除痰湿

中医曰"百病多由痰作祟"，尤其是咳嗽，大多有痰湿的影子。痰属阴邪，须以阳行之、温而化之。艾草性热、温灸属火，正可行气通阳、温化痰饮。因而艾灸疗法，对外感风寒或内有痰湿，以及肾阳不足、脾气虚弱的咳嗽患者效果佳。而风热、燥热，或肝火刑金、肺肾阴虚类的咳嗽患者，则不太适宜。

"治咳先治痰，治痰先治气"，首先可取肺俞穴、孔最穴这两个与肺关系最为密切之穴，清肃肺气。

肺为华盖，居于胸中，为大气之府、清净之地，岂能容留痰浊之物玷污，故可取天突穴、膻中穴、中府穴等穴位，清净胸府、旷达气机、止咳化痰。古人云"肺为储痰之器，脾为生痰之源"。因而尚需要取足三里穴、丰隆穴等穴位，健脾和胃、断痰之源。若是肾水不足，津液亏乏引起的干咳者，还可取然谷穴、太溪穴等穴位，生津补液、滋肾润肺。

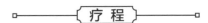

疗 程

施灸时，可先将艾条点燃，对准患儿背部的肺俞穴，胸部的天突穴、膻中穴、中府穴等穴位，高悬于穴位上方3厘米处，取温和灸、雀啄灸、回旋灸等法，每穴各灸15分钟。随后再将艾条转移至四肢部位，继续施灸孔最穴、足三里穴、丰隆穴、然谷穴、太溪穴等穴位，每穴各灸15分钟。

肺俞穴	天突穴	膻中穴

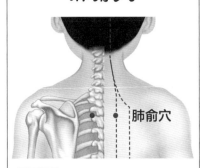 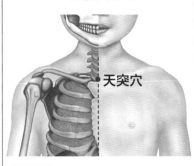 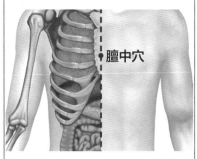

定位 位于背部，第3胸椎棘突下，后正中线旁开1.5寸。	**定位** 前正中线上，胸骨上窝中央。	**定位** 位于胸骨中线上，平第4、第5肋间隙，两乳之间。

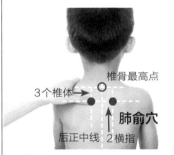 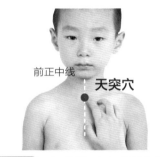 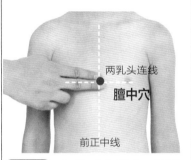

取穴 颈背交界处椎骨最高点向下推3个椎体，下缘旁开2横指处。	**取穴** 由喉部正中直下可摸到一凹窝，中央处即是。	**取穴** 在前正中线上，两乳头之间的中点。

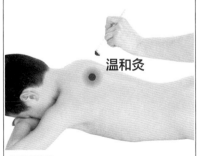 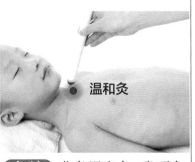 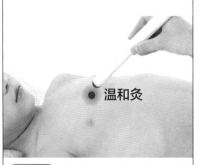

灸法 艾条温和灸、雀啄灸或回旋灸15分钟。	**灸法** 艾条温和灸、雀啄灸或回旋灸15分钟。	**灸法** 艾条温和灸、雀啄灸或回旋灸15分钟。

中府穴	孔最穴	足三里穴

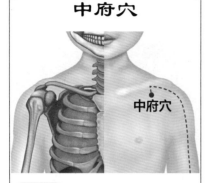
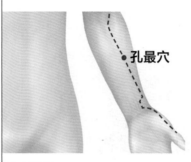
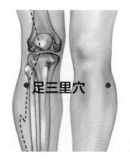

| 中府穴 | 孔最穴 | 足三里穴 |

定位 位于胸前壁外上方，前正中线旁开6寸，平第1肋间隙中。

定位 位于手前臂掌侧，腕横纹上7寸，尺泽穴与太渊穴的连线上。

定位 小腿前外侧，外膝眼穴下3寸，外膝眼穴和解溪穴连线上。

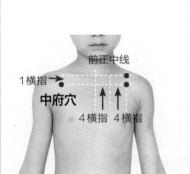
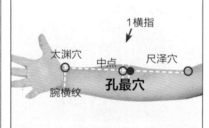
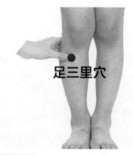

取穴 正立，锁骨外侧端下方有一凹陷，该处再向下1横指即是。

取穴 伸臂侧掌，确定尺泽穴与太渊穴的位置，从两穴连线的中点向上1横指处。

取穴 同侧手虎口围住髌骨外上缘，其余四指向下，中指指尖处。

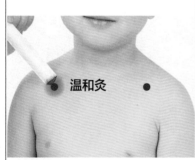
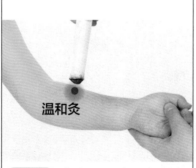
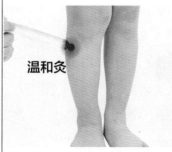

温和灸

温和灸

温和灸

灸法 艾条温和灸、雀啄灸或回旋灸15分钟。

灸法 艾条温和灸、雀啄灸或回旋灸15分钟。

灸法 艾条温和灸、雀啄灸或回旋灸15分钟。

丰隆穴	然谷穴	太溪穴

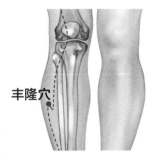 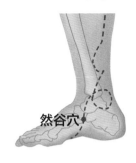 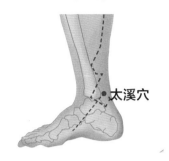

定位 位于足外踝上8寸（大约在外膝眼与外踝尖的连线中点）处。

定位 位于足弓内侧，足舟骨粗隆下缘凹陷处。

定位 在踝区，内踝尖与跟腱之间的凹陷中。

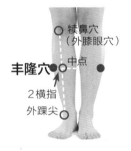 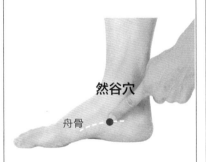 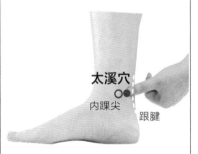

取穴 犊鼻穴与外踝前缘平外踝尖处连线中点，距胫骨2横指处。

取穴 坐位垂足，内踝前下方明显骨性标志——舟骨，下前方凹陷处。

取穴 坐位垂足，由足内踝向后推至与跟腱之间凹陷处。

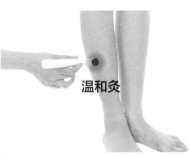 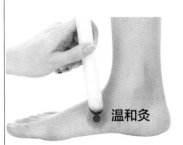 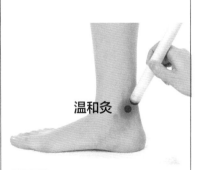

灸法 艾条温和灸、雀啄灸或回旋灸15分钟。

灸法 艾条温和灸、雀啄灸或回旋灸15分钟。

灸法 艾条温和灸、雀啄灸或回旋灸15分钟。

小儿腹泻　温中止泻，调理肠胃

小儿腹泻发生的频率比较高，腹泻时，不仅大便次数增多，大便质地也会改变，犹如水样或蛋花汤样；伴有呕吐、腹痛、发热、食欲不振等不适。严重或长期的腹泻还会导致机体脱水、酸中毒、电解质紊乱等异常，危及小儿生命安全。

病因

临床上，小儿若是遭遇突然的天气变化、喂养不当、食物过敏、摄入不洁食物，以及某些疾病等，都有可能因消化吸收功能的紊乱与异常，出现腹泻。而小儿胃肠消化功能原本就弱，自制力又较差，很容易受到各种美食的诱惑，毫无节制地食用一些油炸、烧烤、生冷、快餐类食品，这也是导致小儿腹泻的重要原因之一。

"艾"心提示

在经络中，天枢穴既为足阳明胃经管辖，又是大肠的"募"穴，人体摄入的各种物质所产生的诸多代谢产物，都要经胃肠排泄而出，如果人体的消化、吸收、排泄功能出现障碍，则湿、热、痰、瘀诸毒就会乘势而动。尤其是孩子，消化吸收功能较弱，再加上病从口入，稍有不当即可诱发疾病。所以天枢穴疏调肠胃、理气行滞的功效就特别重要。

治则

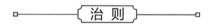

温中止泻，调理肠胃

小儿脾胃素体偏弱，一旦遭遇外邪侵袭或脏腑失调，即可引发腹泻。按照"急则治其标，缓者治其本"的原则，当以止泻为急。这时可选择温和灸法，先取大肠俞穴、中脘穴、神阙穴、天枢穴四穴，温中止泻。再取足三里穴、上巨虚穴、下巨虚穴等穴位，清理胃肠、调整气机。

可根据患儿病症的寒热虚实，选择其他一些灸法，如属实证、寒证，可采用隔姜灸。若是脾肾虚弱，可采用隔附子灸。整个艾灸过程基本无痛苦，易被小儿接受，家长可在家中为患儿施灸治疗。

疗程

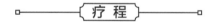

施灸时，除下肢足三里穴、上巨虚穴、下巨虚穴等穴位各灸15分钟外，其他各穴可灸10分钟，每天1次，3天为1个疗程，直至泄泻停止。

大肠俞穴	中脘穴	神阙穴	天枢穴
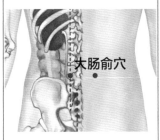	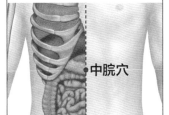	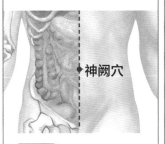	

大肠俞穴

定位 位于第4腰椎棘突下，后正中线旁开1.5寸。

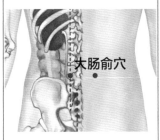

取穴 两侧髂前上棘连线与脊柱交点，后正中线旁开2横指处。

灸法 艾条温和灸10分钟。

中脘穴

定位 人体上腹部，前正中线上，当脐中上4寸处。

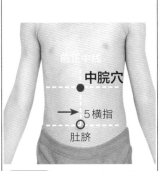

取穴 在上腹部，前正中线上，肚脐中央向上5横指处。

灸法 艾条温和灸10分钟。

神阙穴

定位 在脐区，脐中央。

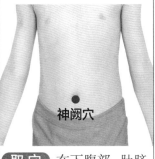

取穴 在下腹部，肚脐中央即是。

灸法 艾条温和灸10分钟。

天枢穴

定位 位于脐眼两侧，平脐中水平线，旁开1.5寸。

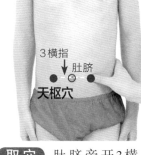

取穴 肚脐旁开3横指，按压有酸胀感处。

灸法 艾条温和灸10分钟。

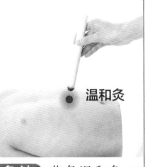
温和灸

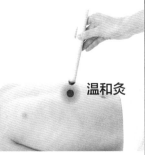
温和灸

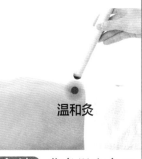
温和灸

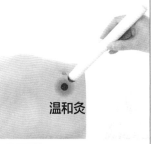
温和灸

足三里穴	上巨虚穴	下巨虚穴
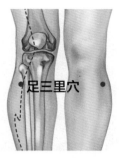	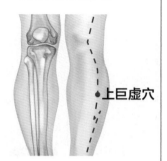	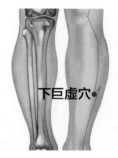
定位 小腿前外侧，外膝眼穴下3寸，外膝眼穴和解溪穴连线上。	**定位** 在小腿外侧，外膝眼穴下6寸，外膝眼穴与解溪穴连线上。	**定位** 位于小腿外膝眼穴下9寸，外膝眼穴与解溪穴连线上。
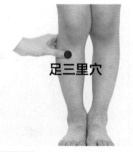	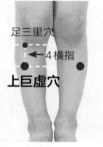	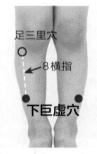
取穴 同侧手虎口围住髌骨外上缘，其余四指向下，中指指尖处。	**取穴** 先找到足三里穴，向下量4横指凹陷处。	**取穴** 先找到足三里穴，向下量8横指，凹陷处即是。
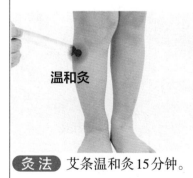	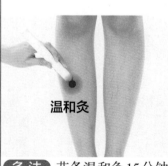	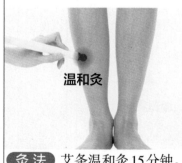
灸法 艾条温和灸15分钟。	**灸法** 艾条温和灸15分钟。	**灸法** 艾条温和灸15分钟。

小儿厌食　健脾开胃，提振食欲

小儿厌食，一般是指在排除了感冒、慢性泄泻、慢性肝炎、肺结核等病后，小儿在一段时期内（多在2个月以上）食欲不振，甚至拒食，属于那种单纯性的"小儿厌食症"。临床上主要表现为食欲不振、腹部胀满、呕吐、腹泻或便秘等不适。严重的厌食可影响小儿的生长发育，造成患儿营养不良。

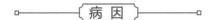
病因

由各种急、慢性疾病所引起的小儿厌食，主要受发热、病毒等刺激所致，一旦疾病或症状趋于缓解或愈合，食欲便可恢复。

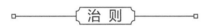
治则

健脾开胃，提振食欲

小儿厌食大多缘于饮食不节、脾胃运化功能失职，如饮食生冷、暴饮暴食、零食摄入过多，造成患儿的脾胃被撑得满满的，食物滞留不化。这时小儿的正常食欲自然就会下降。此时可取身柱穴、脾俞穴、胃俞穴三穴，健脾行气、和胃助运；再配以中脘穴、天枢穴两穴，疏通中焦、调节气机，足三里穴、三阴交穴两穴，增强食欲、运化水谷。

疗程

施灸时，家长右手持艾条，将其点燃施行温和灸法，左手中指和无名指则放于患儿所灸穴位的两侧，感受灸时温度变化，依次对身柱穴、脾俞穴、胃俞穴、中脘穴、天枢穴、足三里穴、三阴交穴等穴位，由背及腹、从上到下，每穴各灸15分钟。艾灸一段时间，患儿脾胃功能调整后，出现饥饿感时，可逐渐恢复正常饮食。

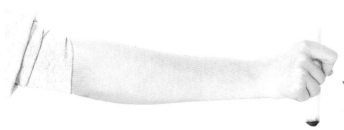

▼灸疗顺序要由背及腹，由上到下，多灸腹部，少灸胸部。

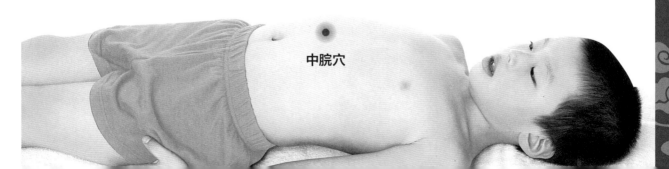

中脘穴

身柱穴	脾俞穴	胃俞穴

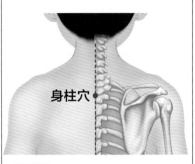 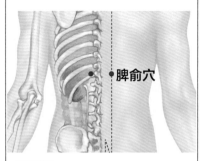 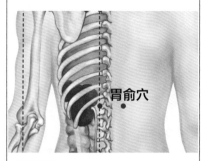

身柱穴 脾俞穴 胃俞穴

定位 位于背部，第3胸椎棘突下，后正中线上。

定位 位于背部，第11胸椎棘突下，后正中线旁开1.5寸。

定位 位于背部，第12胸椎棘突下，后正中线旁开1.5寸处。

 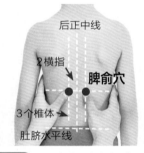 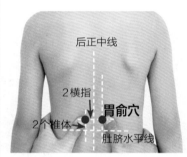

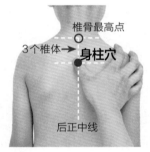椎骨最高点 3个椎体→ 身柱穴 后正中线

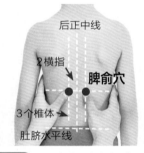后正中线 2横指 脾俞穴 3个椎体→ 肚脐水平线

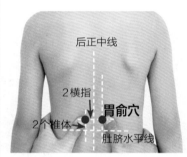后正中线 2横指 胃俞穴 2个椎体→ 肚脐水平线

取穴 颈背交界处椎骨最高点向下推3个椎体，其下凹陷处。

取穴 肚脐水平线与脊柱相交椎体处，往上推3个椎体，下缘旁开2横指处。

取穴 肚脐水平线与脊柱相交椎体处，往上推2个椎体，下缘旁开2横指处。

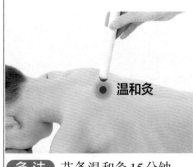 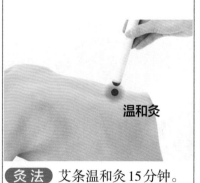 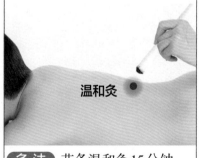

温和灸 温和灸 温和灸

灸法 艾条温和灸15分钟。

灸法 艾条温和灸15分钟。

灸法 艾条温和灸15分钟。

中脘穴	天枢穴	足三里穴	三阴交穴

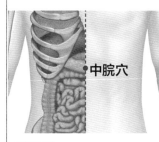

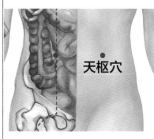

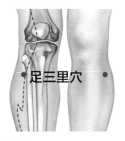

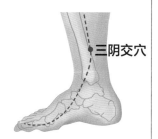

定位 人体上腹部，前正中线上，当脐中上4寸处。

定位 位于脐眼两侧，平脐中水平线，旁开1.5寸。

定位 小腿前外侧，外膝眼穴下3寸，外膝眼穴和解溪穴连线上。

定位 位于小腿内侧，当足内踝尖直上3寸，胫骨内侧缘后方。

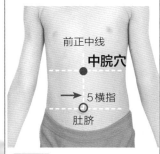

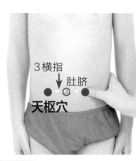

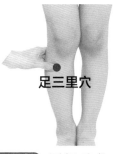

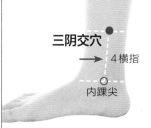

取穴 在上腹部，前正中线上，肚脐中央向上5横指处。

取穴 肚脐旁开3横指，按压有酸胀感处。

取穴 同侧手虎口围住髌骨外上缘，其余四指向下，中指指尖处。

取穴 手四指并拢，小指下缘靠内踝尖上，食指上缘所在水平线与胫骨后缘交点处。

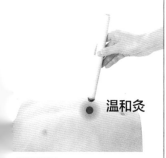

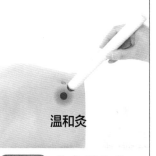

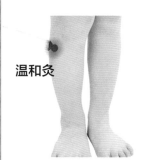

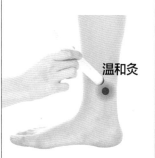

灸法 艾条温和灸15分钟。

灸法 艾条温和灸15分钟。

灸法 艾条温和灸15分钟。

灸法 艾条温和灸15分钟。

小儿便秘 腑当通泄, 肠应滋润

小儿便秘根据其病因, 通常可分两大类。一类属功能性便秘, 通过饮食和药物的调理, 可以痊愈; 另一类为先天性肠道畸形导致的便秘, 必须经外科手术矫治才可彻底治愈。

病因

绝大多数的小儿便秘都属于功能性便秘, 引起的原因有很多, 如食物摄入量不足, 饮食结构不合理 (含膳食纤维丰富类食品缺乏、油炸类食品过多), 胃肠蠕动功能偏弱, 排便动力不足等, 这些都会引起小儿便秘。中医认为, 过食辛辣、胃肠积热、久病热病后, 由于体内阴血津液受损, 肠内燥屎结聚, 或身体虚弱、津液亏乏, 无以滋润大肠, 都会导致腑气不通、大便排出困难。

治则

腑当通泄, 肠应滋润

大肠属腑, 六腑以通为用、以通为顺, 因而小儿便秘, 病在大肠, 或气滞热结, 或津虚肠燥。治疗小儿便秘, 首先可取大肠俞穴、天枢穴、曲池穴、上巨虚穴、内庭穴等穴位, 行气导滞、清肠排便; 再配以大横穴、三阴交穴等穴位, 健脾益气、生津润肠; 然后取支沟穴, 通利三焦, 推动水气下行。

疗程

施灸时, 家长可先将艾条点燃, 选择温和灸法, 高悬于所灸穴位上方3厘米处, 从腰腹部开始至手臂、下肢。各穴分别灸15分钟左右, 每天1次, 连续1周为1个疗程。

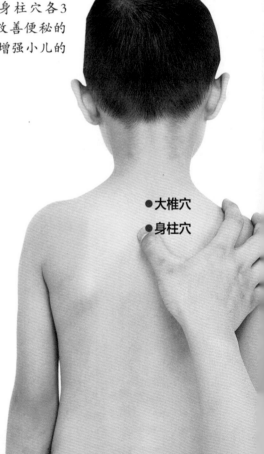

▼每天用大拇指点按大椎穴、身柱穴各3分钟, 在改善便秘的同时还能增强小儿的抵抗力。

●大椎穴
●身柱穴

大肠俞穴

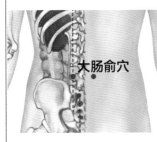

定位 位于第4腰椎棘突下，后正中穴旁开1.5寸。

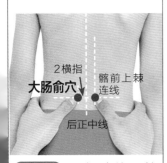

2横指
大肠俞穴
髂前上棘连线
后正中线

取穴 两侧髂前上棘连线与脊柱交点，后正中线旁开2横指处。

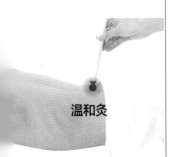

温和灸

灸法 艾条温和灸15分钟。

天枢穴

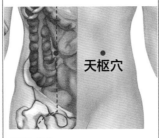

天枢穴

定位 位于脐眼两侧，平脐中水平线，旁开1.5寸。

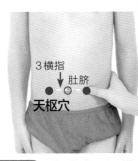

3横指 肚脐
天枢穴

取穴 肚脐旁开3横指，按压有酸胀感处。

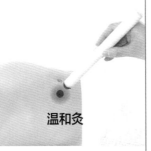

温和灸

灸法 艾条温和灸15分钟。

大横穴

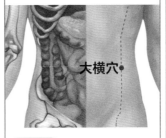

大横穴

定位 位于平脐水平线上，脐眼旁开4寸处。

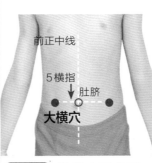

前正中线
5横指 肚脐
大横穴

取穴 肚脐水平旁开5横指处。

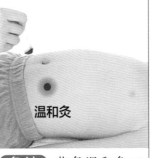

温和灸

灸法 艾条温和灸15分钟。

曲池穴

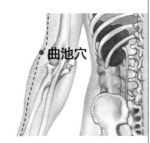

曲池穴

定位 在肘部，尺泽穴与肱骨外上髁连线的中点处。

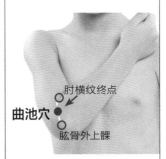

肘横纹终点
曲池穴
肱骨外上髁

取穴 正坐，轻抬手臂，当肱骨外上髁与肘横纹终点连线的中点处。

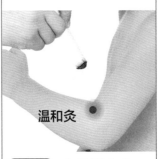

温和灸

灸法 艾条温和灸15分钟。

支沟穴

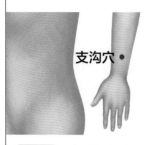

支沟穴

定位 在前臂后区，腕背侧远端横纹上3寸，尺骨与桡骨间隙中点。

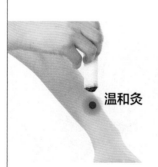

掌腕背横纹

支沟穴

3横指

取穴 掌腕背横纹中点直上4横指，前臂两骨头之间凹陷处。

温和灸

灸法 艾条温和灸15分钟。

上巨虚穴

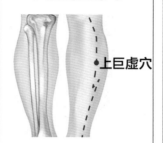

上巨虚穴

定位 位于小腿外膝眼下9寸，距胫骨前缘1横指（中指）处。

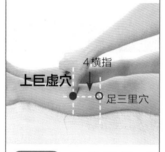

4横指

上巨虚穴

足三里穴

取穴 先找到足三里穴，向下量4横指凹陷处。

温和灸

灸法 艾条温和灸15分钟。

三阴交穴

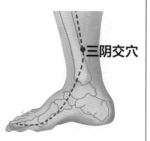

三阴交穴

定位 位于小腿内侧，当足内踝尖直上3寸，胫骨内侧缘后方。

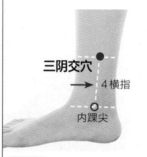

三阴交穴

4横指

内踝尖

取穴 手四指并拢，小指下缘靠内踝尖上，食指上缘所在水平线与胫骨后缘交点处。

温和灸

灸法 艾条温和灸15分钟。

内庭穴

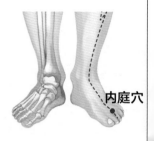

内庭穴

定位 位于足背，第2、第3趾间，趾蹼缘后方赤白肉际处。

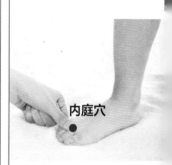

内庭穴

取穴 足背第2、第3趾之间，皮肤颜色深浅交界处。

温和灸

灸法 艾条温和灸15分钟。

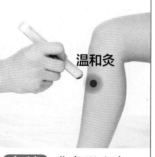
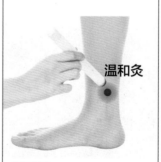
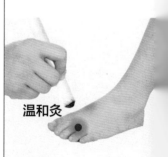

小儿遗尿 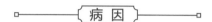 健脾补肾，固摄尿液

小儿遗尿，一般是指3岁以上小儿，熟睡时会不自主地将小便尿在床上，俗称"尿床"。轻者可数夜遗尿1次，重者可每夜遗尿1次或数次。部分有长期遗尿病史的患儿，还可出现面色萎黄、萎靡不振、精神无法集中等症状。

病因

小儿遗尿多数为功能性的，与小儿大脑皮层的功能发育不完善等因素有关。由于小儿此时大脑皮质的控制功能较弱，所以很容易造成膀胱随意性排尿，从而出现睡眠中小便自遗、清醒后方才发觉的情况。

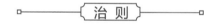
治则

健脾补肾，固摄尿液

肾主闭藏、开窍二阴、职司二便，所以尿液由肾气所化，经膀胱泻出前阴。倘若小儿受凉着寒、心惊恐吓、肾气受损、下元虚寒、开合失职，即会尿床。此外，脾主运化、属土产气、制约水液，如果脾胃不健、气血虚弱、固摄无力，也会排尿失控。因此小儿遗尿，治疗的重点在脾、肾与膀胱。故可取气海穴、关元穴、中极穴、三阴交穴等穴位，补益气血。配以肾俞穴、膀胱俞穴、太溪穴等穴位，固摄肾关。

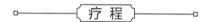
疗程

施灸时，可在小孩临睡前将艾条点燃，取温和灸、回旋灸、雀啄灸，先沿着足太阳经循行路线，从肾俞穴至膀胱俞穴，上下来回灸20分钟；然后把艾条移至腹部前正中线的任脉，从脐下气海穴向下经关元穴到中极穴，反复灸20分钟；最后三阴交穴、太溪穴两穴各灸20分钟。

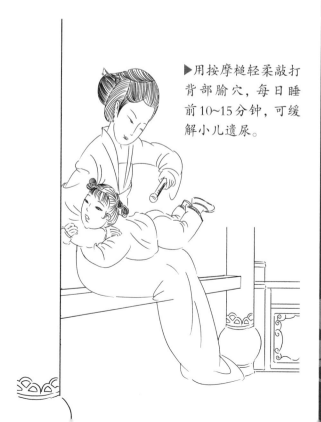

▶用按摩槌轻柔敲打背部腧穴，每日睡前10~15分钟，可缓解小儿遗尿。

膀胱俞穴	肾俞穴	气海穴

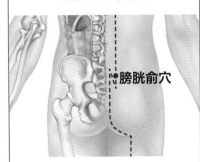

膀胱俞穴

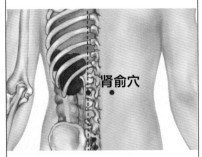

肾俞穴

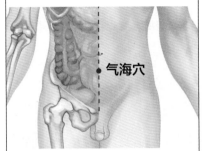

气海穴

定位 位于骶区，平第2骶后孔，后正中线旁开1.5寸。

定位 位于第2腰椎棘突下，后正中线旁开1.5寸处。

定位 位于肚脐正下方1.5寸，也就是相当于人体的正中心。

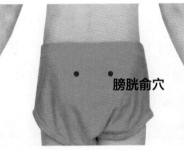

膀胱俞穴

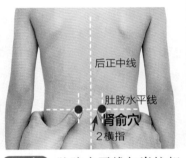

后正中线

肚脐水平线

肾俞穴

2横指

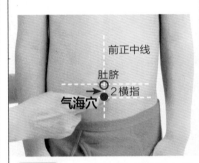

前正中线

肚脐

2横指

气海穴

取穴 平第2骶后孔，当髂后上棘内缘下与骶骨间的凹陷处。

取穴 肚脐水平线与脊柱相交椎体处，后正中线旁开2横指处。

取穴 在下腹部，前正中线上，肚脐中央向下2横指处。

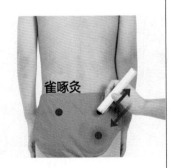

雀啄灸

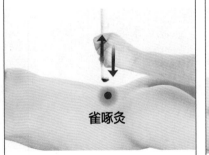

雀啄灸

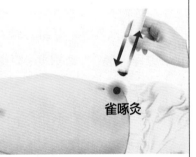

雀啄灸

灸法 艾条温和灸、回旋灸或雀啄灸20分钟。

灸法 艾条温和灸、回旋灸或雀啄灸20分钟。

灸法 艾条温和灸、回旋灸或雀啄灸20分钟。

关元穴	中极穴	三阴交穴	太溪穴
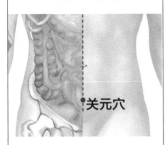	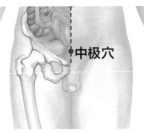	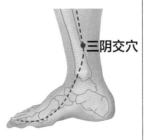	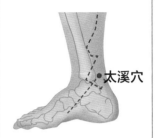
定位 在下腹部，脐中下3寸，前正中线上。	**定位** 腹部正中线，脐下4寸。	**定位** 位于小腿内侧，当足内踝尖直上3寸，胫骨内侧缘后方。	**定位** 在踝区，内踝尖与跟腱之间的凹陷中。
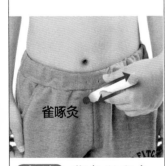	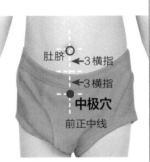	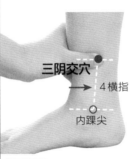	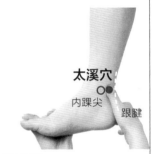
取穴 在下腹部，前正中线上，肚脐中央向下4横指处。	**取穴** 在下腹部，前正中线上，肚脐中央向下2个3横指处。	**取穴** 手四指并拢，小指下缘靠内踝尖上，食指上缘所在水平线与胫骨后缘交点处。	**取穴** 坐位垂足，由足内踝向后推至与跟腱之间凹陷处。
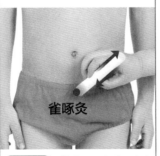	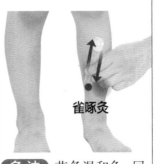	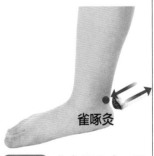	
灸法 艾条温和灸、回旋灸或雀啄灸20分钟。	**灸法** 艾条温和灸、回旋灸或雀啄灸20分钟。	**灸法** 艾条温和灸、回旋灸或雀啄灸20分钟。	**灸法** 艾条温和灸、回旋灸或雀啄灸20分钟。

少儿假性近视 养肝明目，改善视力

青少年时期是人体生长发育过程中，近视眼患病率最高的阶段，这其中相当一部分属于假性近视。患假性近视时，眼球并无器质性改变，患者只要注意用眼卫生，合理使用眼睛，适当休息，积极治疗，是有可能恢复正常视力的。

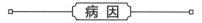

病 因

青少年由于长时间用眼过度，使得睫状肌持续收缩和痉挛，又没有得到应有的休息，导致晶状体厚度增加，视物模糊不清。患者表现为看远模糊、看近清楚。

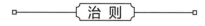

治 则

养肝明目，改善视力

《黄帝内经》曰"肝开窍于目"，因此肝血和肝气，是眼睛明亮有神最重要的物质基础，正是有了肝所提供的津血滋润和营养，人的眼睛才具有了视物、分辨物体和色彩的能力。无论是保护视力，还是养眼明目，首先得补益肝血。如果体内肝血不足、津液虚亏，或肝气升发无力，不能上达，眼睛得不到津血的营养和滋润，就会出现酸胀、疲劳、干涩、昏花、视力模糊不清等异常。

肾主精属水，肝藏血为木，五行中水能涵木，因此小儿假性近视的艾灸治疗可分为远近二端。远端可灸与眼睛相关的肝经、肾经、脾经、胆经之穴，近端可灸眼周附近之穴，如攒竹穴、鱼腰穴、瞳子髎穴、承泣穴、四白穴等穴位。

疗 程

艾灸远端穴位时，患儿取仰卧位，家长站立于患儿身体的一侧，将艾条点燃对准所灸穴位，距离皮肤3厘米，以局部温热无灼痛为宜，每穴灸10~15分钟，每天1次，5次为1个疗程，疗程中间可休息2~3天。

艾灸近端穴位时，点燃艾条，高悬于穴位上方约3厘米处，上下左右，或往返移动，或反复回旋，每穴灸10分钟左右，每天1次，10次为1个疗程。

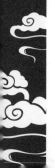

肝俞穴	肾俞穴	行间穴	血海穴

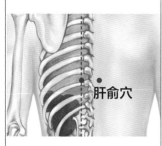

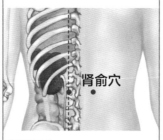

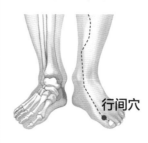

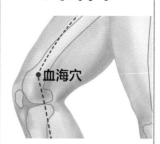

定位 在脊柱区，第9胸椎棘突下，后正中线旁开1.5寸。

定位 位于第2腰椎棘突下，后正中线旁开1.5寸处。

定位 位于足背侧，第1、第2趾间，趾蹼缘的后方赤白肉际处。

定位 在股前区，髌底内侧端上2寸，股内侧肌隆起处。

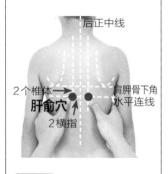

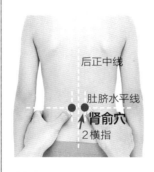

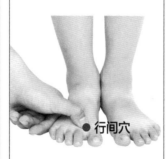

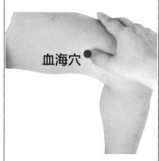

取穴 肩胛骨下角水平连线与脊柱相交椎体处，往下推2个椎体，后正中线旁开2横指处。

取穴 肚脐水平线与脊柱相交椎体处，后正中线旁开2横指处。

取穴 在足背部，第1、第2趾之间连接处的缝纹头处。

取穴 屈膝90度，手掌伏于膝盖上，拇指与其他四指成45度，拇指尖处。

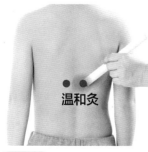

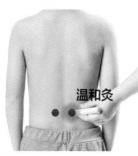

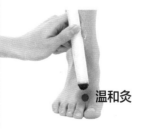

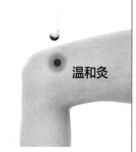

灸法 艾条温和灸10~15分钟。

灸法 艾条温和灸10~15分钟。

灸法 艾条温和灸10~15分钟。

灸法 艾条温和灸10~15分钟。

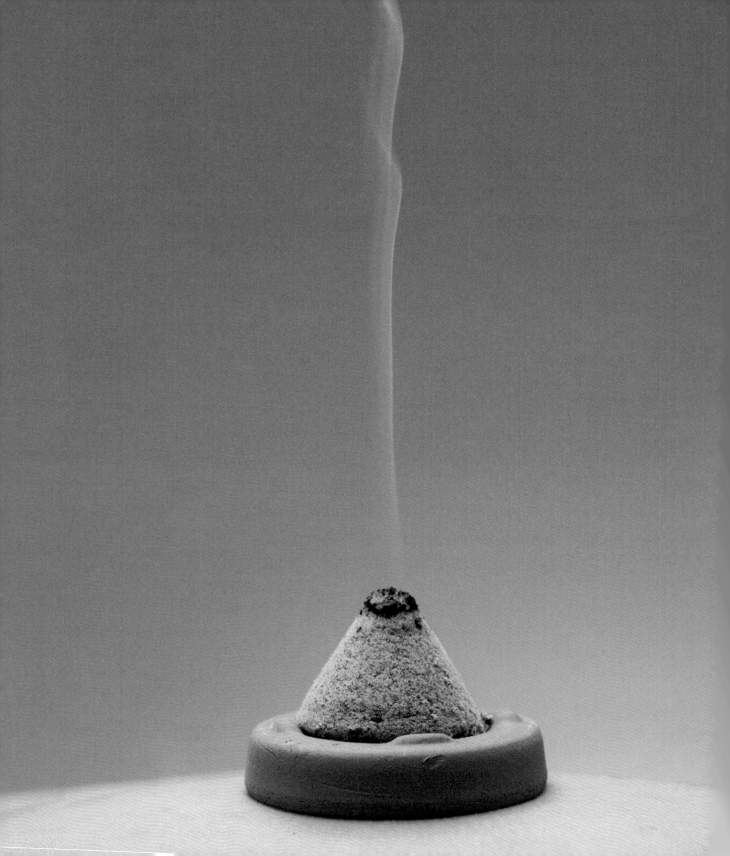